Andreas Bachmair

LEBEN
OHNE
IMPFUNG

Eltern berichten

Illustriert von
Alena Ryazanova
(ralena2005@gmail.com)

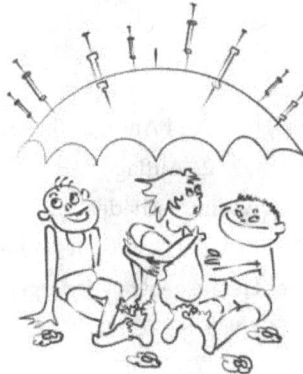

Die Informationen in diesem Buch sollen eine persönliche Beratung bei einem Arzt oder Heilpraktiker nicht ersetzen. Das Buch bezweckt lediglich, Impfungen kritisch zu hinterfragen, um zu einer eigenverantwortlichen Entscheidung zu kommen.

„Wer zur Quelle will,
muss gegen den Strom schwimmen."

Herman Hesse

Dank

Mein grösster Dank geht an alle Familien, die mit ihrem persönlichen Beitrag an diesem Buch mitgewirkt haben. Und auch den vielen tausend Familien, die an der Umfrage zum Gesundheitszustand ungeimpfter Kinder teilgenommen haben und noch immer teilnehmen.

Ich bedanke mich bei Alena Ryazanova für ihre tollen Illustrationen und die - trotz der weiten Entfernung nach Sibirien - unkomplizierte Zusammenarbeit.

Herzlichen Dank auch an Andreas Ruttkamp, der die Webseite www. impfschaden.info betreut und die Umsetzung der Umfrage ermöglichte.

Ich danke auch Sebastian Lentz für seine zahlreichen Anregungen und Ideen zum Buch.

Und ein besonderer Dank an meine Familie, deren Zeit ich durch das Herausgeben dieses und des englischen Buches oft mehr als nötig strapaziert habe.

Inhalt

Vorwort

„Impfungen gehören zu den wirksamsten und wichtigsten präventiven Maßnahmen der Medizin. Moderne Impfstoffe sind gut verträglich; bleibende unerwünschte gravierende Arzneimittelwirkungen werden nur in seltenen Fällen beobachtet. Unmittelbares Ziel der Impfung ist es, den Geimpften vor einer ansteckenden Krankheit zu schützen."

STIKO (Impfempfehlungen der Ständigen Impfkommission)

Weltweit treten die Labors in einen Wettlauf um neue Impfungen, ohne zeitgemäße Studien jährlich auf dem Markt zu etablieren. Jedes Jahr wächst die Empfehlungsliste neuer Impfungen an.

Es wird anscheinend immer einfacher, unterschiedlichste Erregermaterialien in eine Injektionslösung zu verpacken und sie so früh wie möglich dem Säugling oder Kleinkind zu verabreichen, damit es gegen schwere Krankheiten geschützt sei.

Hat sich unser Immunsystem geirrt? Es hat viele Millionen Jahre Entwicklung hinter sich, um einen so komplexen Organismus wie den menschlichen vor den feindlichen Angriffen aus der Welt der Mikroben zu schützen. Kaum ist der Mensch ins 20. Jahrhundert eingetreten, wurde es ihm labortechnisch möglich, dieses komplexe Abwehrsystem mit Impfungen weiter zu optimieren?

Wie erleben wir diese Thematik in der täglichen Praxis? Eltern werden konsequent durch Werbesendungen und öffentliche Medien angehalten, zu impfen. Kinderärzten wird mit Sanktionierung gedroht, wenn sie nicht konsequent den Impfempfehlungen Folge leisten. Impfkritiker gehen häufig dogmatisch und mit einer undifferenzierten Sichtweise in die Diskussion.

Literatur ist im Umlauf, die das Pro und Kontra von Impfungen jeweils einseitig erörtert.

Das Abwehrsystem hat sich den wandelnden Umweltbedingungen des Menschen angepasst und ihm ermöglicht, sich über Jahrmillionen zu entwickeln. Gerade aber in den letzten Jahrzehnten treten immer mehr schwerwiegendere Defekte im Abwehrgefüge des Menschen auf. Patienten, die an allergischen Reaktionen und Immundefekten leiden, bilden mittlerweile einen nicht unerheblichen Prozentsatz der Krankenstatistiken. Dabei handelt es sich um einfache Erkrankungen wie Heuschnupfen und Neurodermitis bis hin zu Colitis ulcerosa, Multiple Sklerose und seit ein paar Jahren auch MCS = Multiple Chemische Sensibilität (toxisch induzierter Toleranzverlust auf Chemikalien).

Bedeutet das, der Mensch wird „allergisch auf das Leben, auf sich selber"? Liegt dies an der Vererbung, an den Umwelteinflüssen, an der Lebensweise, der Ernährung, dem Stress...?

Tatsache ist, dass akute Krankheiten schnell behandelt werden, innerhalb kürzester Zeit sind die meisten medikamentös kuriert. Kinder sind selten nur noch akut mit Fieber oder Kinderkrankheiten belastet, dank der Immunisierung und der Vielzahl an Antibiotika. Chronische Krankheiten hingegen können nur noch kontrolliert werden, aber nicht mehr geheilt. Über Jahre hinweg müssen immer stärker wirkende Medikamente verordnet werden, die die chronische Krankheit verzögert und nicht unerhebliche Nebenwirkungen erzeugen.

Krank werden Menschen meiner Meinung nach primär aus drei Gründen: An oberster Stelle steht die Erbanlage, an zweiter unsere Umwelt und an dritter Unterdrückungen. Die Erbanlage ist nicht leicht beeinflussbar, sie trägt unsere Prädisposition, die durch unterdrückende Therapien häufig aktiviert werden. Akute Erkrankungen, wie Kinderkrankheiten und akute Infekte sind in der Kindheit häufig ein Versuch des komplexen Abwehrgefüges, Prädispositionen von alleine zu beseitigen. Unterdrückungen akuter Krankheitserscheinungen hingegen bewirken das Gegenteil.

Entwickeln diese chronisch kranken Patienten wieder die Fähigkeit, akute Krankheiten zu entwickeln, werden die chronischen Verlaufsformen ihrer Erkrankungen nicht mehr oder in abgeschwächter Form auftreten. Freuen Sie sich auf Infekte, Ihr Immunsystem ist aktiv und wehrt sich. Leider aber weisen viele bereits chronisch Erkrankte keine Akuterkrankungen mehr auf, nur noch akute Schübe ihrer bereits chronifizierten Erkrankung.

Gehen wir zurück in die zweite Hälfte des 19. Jahrhundert: Damals gab es zahlreiche Ideen und Theorien (aber ohne echte wissenschaftliche Beweise) in der Betrachtungsweise über den Ursprung von Krankheiten. Generell gab es zwei Theorien, die eine kam aus der hippokratischen Richtung, die davon ausging, dass Krankheit durch ein gestörtes Körpermilieu entsteht (Säftelehre) und die zweite vertrat die modernere Meinung, Krankheiten kommen von außen (Mikrobentheorie).

Die alte medizinische Denkweise ging davon aus, dass bei Krankheiten das Milieu des Menschen sich verändert und dadurch Stoffe, die im Organismus vorhanden sind, krankhaft werden. Somit hatten Krankheiten ihren Ursprung im Inneren des Körpers.

Die zweite damals aufkommende Betrachtungsweise behauptete, dass die Mikroben von außen eindringen und jede nach ihrer Art nur eine spezifische Krankheit erzeugen kann. Sie entstehen nicht im Inneren des Organismus, sie suchen nur einen Wirt und vermehren sich in ihm. Damit hatten Krankheiten ihren Ursprung im Äußeren, durch Erreger. Die logische Schlussfolgerung war, dass das Fernhalten von Mikroben den Menschen vor Krankheit bewahren würde.

Dies scheint auch heute noch eines der unüberwindbarsten Hindernisse in der Denkweise der Naturwissenschaften. Die eine Seite vertritt die Meinung, je mehr Immunität wir durch Impfungen aufbauen, umso gesünder und resistenter sind wir. Die andere, meist naturheilkundliche Richtung, weist darauf hin, dass sich in einem gesunden Organismus natürliche Immunität aufbaut, indem das gesunde Milieu verhindert, Erregern Platz zu bieten, sich pathologisch zu vermehren.

Verändert nun das Milieu den Erreger oder der Erreger das Milieu? Ich denke, jeder von uns weiß, dass ein gesunder Apfelbaum auch gesunde Äpfel hervorbringt und ein geschwächter Baum, der z.B. am falschen Standort steht, leichter von Mikroorganismen befallen wird und dadurch kranke Früchte entwickelt. Diese krankmachenden Mikroorganismen werden wir sicher auch auf unserem gesunden Baum finden, aber in einer vom gesunden Milieu gehaltenen Population, die ihm nichts ausmacht.

Die Tatsache ist auch einleuchtend, dass Epidemien immer bestimmten Umständen unterlegen sind, die deren Entstehen begünstigen. So zum Beispiel ist es eine Tatsache, dass in Zeiten der ausreichenden Ernährung, einer vernünftigen Hygiene und des Friedens keine Diphtherieepidemien vorherrschen. Genauso, wie es auch bekannt ist, dass Erreger der Tuberkulose und Cholera aufgrund von Kriegen, Naturkatastrophen und den damit verbundenen Zuständen auftreten.

Deshalb ist alles immer richtig und zugleich auch falsch, ja nach der Betrachtungsweise des einzelnen oder der dafür ausgewählten wissenschaftlichen Methode. Bilden Sie sich Ihre eigene Meinung.

Was passiert denn nun mit Menschen, die nicht geimpft sind, haben sie überhaupt eine Lebens-/Überlebenschance in der heutigen Zeit, gibt es sie überhaupt und wie kam es dazu, dass sie nicht oder nur wenig geimpft sind? Sie werden erstaunt sein, was Ungeimpfte zu berichten haben.

Vielen Dank an den Autor, dass er die Berichte gesammelt hat und den Mut hatte, sie uns in Buchform zur Verfügung zu stellen.

Andreas Hundseder

Biographie: Homöopathieausbildung bei George Vithoulkas und Alfons Geukens. Langjährige Tätigkeit als Dozent und Supervisor. Buchautor. Seit 23 Jahren als Heilpraktiker in eigener Praxis in Augsburg tätig. www.audesapere-augsburg.de

Einführung

In den letzten Jahren hat die Zahl von ungeimpften Kindern weltweit stark zugenommen. War es früher nur eine Minderheit, die sich gegen Impfungen (oft aus religiösen oder ideologischen Gründen) ausgesprochen haben, so findet man heute aus allen Bevölkerungsschichten Eltern, die ihre Kinder nicht mehr impfen lassen. Man schätzt, dass max. etwa 0,5-1% der Kinder in Deutschland nicht geimpft ist, in den USA liegt dieser Anteil unter 0,5%.

Die Entscheidung, seine Kinder nicht zu impfen, wird meist nicht spontan getroffen, sondern ist ein Prozess, der sich über längere Zeit hinzieht. Man wägt viele Argumente ab, wälzt sich durch Unmengen an Literatur, besucht impfrelevante Webseiten, spricht mit seinem Haus- und Kinderarzt, mit Freunden und mit anderen Familien, um sich eine eigene Meinung bilden zu können. Der Arzt wird in aller Regel, falls es sich nicht um einen Anthroposophen, Homöopathen oder Naturheilkundler handelt, alle Impfungen befürworten, die von offizieller Seite empfohlen werden. Auf der anderen Seite wird man sich überlegen, ob man nur das „Wichtigste" impft, wobei das die Frage aufwirft, welches sind die „wichtigsten" Impfungen? Beschäftigt man sich intensiver mit dem Thema, kommt irgendwann auch die Frage hoch, soll man überhaupt impfen? Wie ist es, wenn man nicht impft? Dabei wären Gespräche mit anderen Familien sinnvoll, die ihre Kinder auch nicht impfen lassen. Problem ist jedoch, wie aus obigen Zahlen ersichtlich, dass es zwar gänzlich ungeimpfte Kinder und Personen gibt, diese aber recht selten anzutreffen sind.

Wie gesund sind komplett ungeimpfte Kinder? Wie unterscheidet sich deren Gesundheitszustand von denen geimpfter Kinder? Wissenschaftliche Untersuchungen zum Gesundheitszustand ungeimpfter Kinder gibt es kaum (aus gutem Grund!).

Um ein wenig Licht ins Dunkle zu werfen, lancierte www.impfschaden.info und www.vaccineinjury.info Ende 2010 eine Umfrage zum Gesundheitszustand ungeimpfter Kinder (und Erwachsener). Daran haben bis September 2014 mehr als 19000 Personen aus aller Welt teilgenommen. Die Ergebnisse der Umfrage (siehe Anhang) zeigen sehr deutlich die gravierenden Unterschiede zwischen geimpften (als Vergleich wurde die so genannte KIGGS Studie verwendet) und ungeimpften Kindern. Bei dieser Umfrage geht es vor allem um das Auftreten bestimmter Krankheiten, wie z.B. ADS, Allergien, Heuschnupfen, Asthma, aber auch nach neurologischen und autoimmunologischen Erkrankungen wurde gefragt.

Was man bei den Umfrage-Ergebnissen nicht sehen kann, sind die persönlichen Geschichten hinter jedem einzelnen Datensatz. Die Gründe, die dazu geführt haben, warum man seine Kinder nicht (bzw. nicht mehr) impfen lässt, die Angst am Anfang, mit dieser Entscheidung zu leben, die Konfrontation der Eltern mit Ihrem Umfeld, der Familie, den Freunden, der Schule, den Behörden und den Ärzten. Wie es den Kindern mit dem Nicht-Impfen geht? Wie gesund sind diese Kinder? Wie ist der Unterschied zu teils geimpften Geschwistern? Wie geht man mit Krankheiten um? Was macht man bei Verletzungen?

Die Antworten auf diese Fragen werden Sie in den folgenden Erlebnisberichten der Eltern finden. Alle Berichte sind ungekürzte und uneditierte Originalberichte der Umfrageteilnehmer, um die Einzigartigkeit der Erlebnisse nicht zu verfälschen. Vielleicht helfen Ihnen die Berichte bei Ihrer Entscheidung, ob Sie ihre Kinder impfen lassen oder nicht. Eine Entscheidung, die nicht leicht fällt. Die Berichte sollen etwas Mut machen, einen Weg einzuschlagen, der von der Allgemeinheit nicht mitgetragen wird. Die Belohnung dafür ist aber unbezahlbar, nämlich die Gesundheit Ihrer Kinder.

Leben ohne Impfung

Deutschland

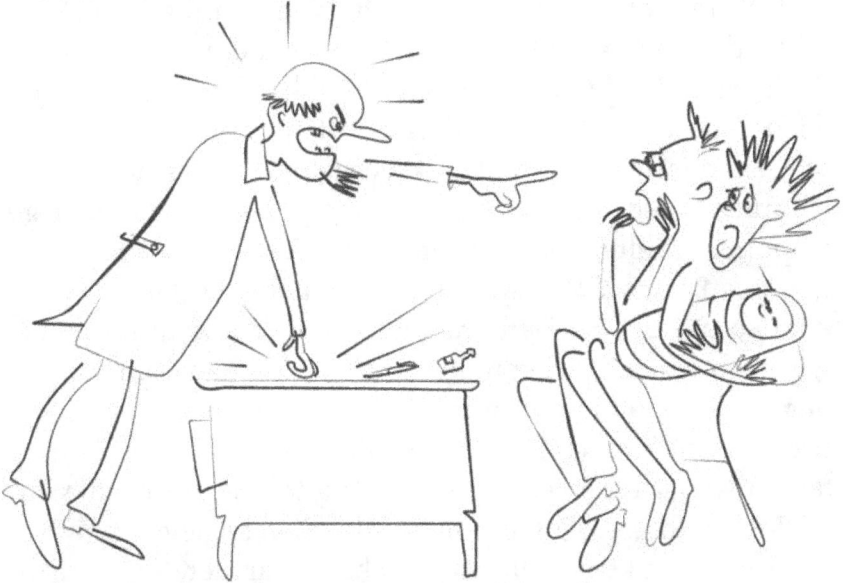

Man impft in Deutschland!

„Vorneweg: Ich würde meine beiden Kinder (mittlerweile 17 und 15 Jahre alt) immer wieder NICHT impfen. Meine Frau und ich haben uns während der ersten Schwangerschaft intensiv mit dem Thema beschäftigt; haben Bücher gelesen, Vorträge besucht und viele Abende lang diskutiert, ob wir die Verantwortung für die eine oder die andere Entscheidung tragen können (die übrigens immer noch andauert!).

Was mich über die Jahre hinweg immer wieder beschäftigt hat, war unter anderem ein Erlebnis bei der in Deutschland vorgesehenen "U2" (die 2. ärztl. Untersuchung bis spätestens 10 Tage nach der Geburt). Der behandelnde Arzt wurde uns empfohlen, da er Fehlentwicklungen im Knochengerüst offensichtlich gut erkennen und behandeln könne. Was wir nicht wussten - er war aktiver Impf-Befürworter in irgendeinem Impfverband. Als wir dann als junge Eltern nach der ambulanten Entbindung in seiner Praxis erschienen und wir die Impfung ablehnten, hat er uns unangemessen heftig "runtergemacht". Wir wären "verantwortungslose Eltern" und "Schmarotzer der Gesellschaft", weil wir die Impfbereitschaft der anderen Eltern ausnutzten und er würde sich eine dicke rote Notiz auf die Akte machen und uns immer wieder daran erinnern. "Man impft in Deutschland!" war sein energisches und lautstark vorgebrachtes Fazit. Obwohl ich mich eigentlich durch die thematische Vorbereitung gewappnet fühlte, blieben mir in diesem Moment die Argumente weg. Wir waren damals beide 26 Jahre alt; der Arzt so um die 50. Den Tränen nahe und entmutigt gingen wir nach Hause und konnten uns erst am nächsten Tag von der Hebamme wieder aufmuntern lassen. Bei diesem Arzt waren wir nie wieder. Die Hebamme kannte einen kompetenten Arzt, der unsere Entscheidung tolerierte und die Entwicklung unserer Kinder mit Wohlwollen begleitete.

Knackpunkt bei diesem Erlebnis war der Vorwurf der Verantwortungslosigkeit. Ich möchte niemandem zu nahe treten, glaube aber, dass die meisten Eltern, die ihre Kinder "durchimpfen" lassen, sich nicht so intensiv mit der Thematik beschäftigen, wie jene Eltern, die die Impfung ganz oder teilweise ablehnen.

Unsere beiden Kinder sind kerngesund und hatten z. B. nie die Wartezimmer-Klassiker, wie Mittelohrentzündung oder Bronchitis. Fehlzeiten wegen Krankheit im Kindergarten oder in der Schule waren bzw. sind sehr selten. Zum Arzt mussten wir nur für die Vorsorgeuntersuchungen. Unser Sohn hatte mit 9 Jahren eine Lungenentzündung und bekam hier sein erstes und bislang einziges Antibiotikum. Alles andere regeln wir (auch für uns selbst) homöopathisch. In den ersten Jahren halfen uns regelmäßig die "alten Hausmittel". Das klingt jetzt alles sehr schönmalerisch, war aber jahrelange, Energie zehrende Arbeit. Nachts Kartoffeln kochen, schlaftrunken die richtige Temperatur abwarten und einen Wollwickel um das hustende Kind wickeln ist mühseliger, als ein Antibiotikum verabreichen zu lassen - hat aber geholfen und hat keine Nebenwirkungen.

Mittlerweile übernehmen unsere Kinder mehr und mehr eigene Verantwortung für diese Entscheidung. Wir reden offen darüber und sind auch heute noch wachsam z. B. bei Schürfwunden. Heuschnupfen haben wir aber leider alle...

Ich möchte werdenden Eltern an dieser Stelle Mut machen, sich mit dem Thema auseinanderzusetzen und eine eigene Entscheidung zu treffen. Welche dabei herauskommt, sollte zunächst offen sein, aber: Sie sollte selbst getroffen und nicht von Dritten aufgedrückt werden.

Noch eine Episode zum Keuchhusten. Beide Kinder hatten Keuchhusten im Alter von 4 bzw. 2,5 Jahren (gleichzeitig). Auch hier wurde uns ein schulmedizinisches Medikament empfohlen, aber dazu gesagt, dass der Husten bliebe. Es würde nur bewirken, dass die Kinder in die KiTa gehen könnten, da sie nicht ansteckend seien. Da ich damals Student war, hatten wir den Luxus, dass ich zu Hause bleiben konnte und wir die Kinder medikamentenfrei zu Hause gesund werden lassen konnten - 8 Wochen lang. Aber eben ohne Schulmedizin."

Weil man das so macht!

„Mein Mann und ich sind beide Ärzte und bis zur Geburt unseres ersten Kindes hatten wir uns mit der Impfproblematik nie ernsthaft auseinandergesetzt. Wir nahmen alle empfohlenen Impfungen mit, einfach weil man das so machte. Aber als unsere Große dann da war, kamen bei mir unangenehme Erinnerungen an meine eigenen Impferlebnisse als Kind hoch. Ich wollte unserer Tochter gern ähnliche Erlebnisse ersparen und begann mich ausführlich mit den Grundlagen und wissenschaftlichen Belegen, die es zur

Thematik gibt, zu beschäftigen. Mein Studium war mir dabei leider von geringem Nutzen. Lernt man dort über Impfungen doch ungefähr dasselbe wie beim Lesen gängiger Gesundheitsblättchen. Zuerst war mein Gedanke, herauszufinden, welche Impfungen wirklich nötig waren und welche nicht und welche ich ihr folglich ersparen könnte. Meine Liste der unbedingt nötigen Impfungen wurde schnell kürzer. Am Ende gelangte ich zu der Erkenntnis, dass keine Impfung irgendwie notwendig ist. Gleichzeitig ging mir auf, was für ein Unsinn der Impfgedanke und all die damit einhergehende Propaganda ist und wie falsch die Behauptungen über gerettete Leben usw. sind.

Inzwischen haben wir drei komplett ungeimpfte Kinder, alle zuhause geboren, lange gestillt und ohne medizinische Interventionen aufgewachsen. Sie sind gesund, der Entwicklung Gleichaltriger voraus und eine Freude für ihre Eltern. Wenn sie krank werden, dann fiebern sie meist eine Nacht richtig hoch und sind am nächsten Tag wieder fit. Da beneiden wir Erwachsenen sie schon mal drum. Für mich ist es so normal, gesunde Kinder zu haben, dass ich nicht so oft darüber nachdenke, aber wenn ich andere Familien sehe, weiß ich, dass es so normal wohl nicht ist. Inzwischen stehe ich jeder Art von Medizin eher skeptisch gegenüber.

Für ein gesundes Leben sind mir nicht allein das Nichtimpfen wichtig, sondern ebenso ein gesunder Lebensstil und eine gesunde Ernährung. Dann wird der Körper ganz natürlich widerstandsfähig und robust und braucht keine besonderen Mittelchen, Präparate, Globuli, Medikamente und Impfungen, um gesund zu bleiben oder zu werden. Herauszufinden, was eine wirklich gesunde Ernährung ist, ist dann wieder ein anderes, nicht einfaches Thema. Unter optimalen Bedingungen sind Krankheiten, wenn sie denn auftreten, keine lebensbedrohliche Angelegenheit, die man fürchten muss, sondern werden vom gesunden Immunsystem anstandslos bearbeitet, so wie es vorgesehen ist. Das habe ich inzwischen gelernt und habe keine Angst vor

Krankheiten, lerne aber gern dazu, wie man diesen optimalen Bedingungen für eine natürliche Gesundheit noch näher kommen kann."

Wir machen einen grossen Fehler

„Unsere 3 Kinder sind komplett ungeimpft, obwohl wir noch vor 7 Jahren eher Impfbefürworter waren!

Aufgewachsen sind wir, die beiden Eltern, in Ostdeutschland. Wie viele wissen, war die Impfmaschinerie hier im Gange, wenn auch nicht in dem Umfang wie heute, es wurde aber halt gemacht. Wir schlugen beide den medizinischen Weg ein, arbeiteten dann Jahre in Bayern. Ein damaliger Artikel in der täglichen Presse regte zur Diskussion über das Impfthema an. Während dem Gespräch mit einem Patienten von mir, er war Prof. Dr. der Neurologie, zeigte ich mein Unverständnis gegenüber der doch verbreiteten Meinung in meinem damaligen Arbeitsgebiet, dass Impfen nicht gut ist. Durch unsere bis dato rein schulmedizinische Bildung und dem Fakt, in der DDR wurden ja auch alle geimpft, war für mich klar, wie wichtig es ist. Wie blind übersahen wir die Fakten, dass ich selbst als ordentlich geimpftes Kind wirklich permanent krank war, an Anginen litt und mir Antibiotika regelmäßig gegeben wurden. Auch bei meiner Frau konnte man eindeutig den Start von kindlichem Asthma in Folge der Impfungen sehen, gefolgt von Kortisongaben. In dem erwähnten Gespräch sagte dann der Professor zu mir: "Ich kenne Sie jetzt ja schon sehr gut. Bitte beschäftigen Sie sich mit dem Thema Impfen genauer und Sie werden sehen, dass es sehr kritisch beleuchtet werden muss! Auch wenn ich mich öffentlich dazu nicht so frei äußern kann, denke ich, machen wir hier einen großen Fehler."

Wir begannen, uns in dieses Thema rein zu knien, wir wollten ja Kinder und dann natürlich das Richtige tun.

Somit lasen wir viele Bücher, u.a. Impfen - Das Geschäft mit der Angst (Buchwald), Impfen (Loibner), Die Impfentscheidung (Graf), Nicht impfen - Was dann (Graf), Kritik der Arzneiroutine (Graf), Impfen pro und contra (Hirte), Impfungen der Großangriff auf Gehirn und Seele (Coulter) und weitere, aber auch befürwortende Schriften im Internet und Buchform. Parallel dazu begannen wir mit naturheilkundlichen Ausbildungen in Homöopathie und Osteopathie. Somit wandelte sich schnell und immer durchgreifender die Einstellung zu Impfungen.

Am schwierigsten taten wir uns, wie sicher die meisten Eltern mit der Tetanusimpfung. Mittlerweile sehen wir auch dies entspannter. Natürlich ist hier bei Verletzungen der richtige Umgang wichtig, das kontrollierte Bluten begrüßen wir gern, die richtige Wundversorgung und die Gabe von passender homöopathischer Arznei bildet den Anschluss (im Ernstfall natürlich auch chirurgische Wundversorgung). Wir sehen bei unseren Kindern (4 Jahre, 3 Jahre und 4 Monate) wie dieses Konzept aufgeht. Sie spielen viel im Garten, haben hier und da mal Schürfwunden oder eingetretende Schieber. Dann wissen sie schon, was kommt, Calendulaspülung und Arnica- oder Ledumgabe. Der Fakt, dass in Deutschland ca. 150000 Kinder ungeimpft sind, somit auch nicht gegen Tetanus und dass es seit ca. 20 Jahren kein tetanuskrankes Kind mehr gab, bestätigt unser Vorgehen. Weiterhin ist die Logik im Spiel: Eine durchgemachte Tetanuserkrankung bringt keine Immunität, wie soll es dann die Impfung schaffen?

Grundsätzlich sehen wir unsere Kinder absolut gesund und zufrieden aufwachsen. Ständig eintretende Infekte wie viele andere Kinder in deren Alter, kennen sie nicht. Kommt es zu einer Erkrankung und das meist nur 1 mal im Jahr, kann man eine Nacht stärkeres Fieber beobachten (bis zu 39,5), dann ein Schlaftag zur Genesung und dann ist es in der Regel schon wieder vorbei. Unsere Kinder haben noch nie fiebersenkende Mittel oder Antibiotika gebraucht (Ausnahme: beim 3-jährigen aufgrund einer notwendig gewesenen OP).

Unsere Kinder sind sehr fit, machen gern Sport, malen und basteln gern, gehen gern zur Musikfrühförderung und machen halt das, was andere Kinder auch gern machen...nur das alles ungeimpft!

Und für uns ist es ein Dogma geworden, das Impfen nichts bringt. Das sehen zwar viele Kinderärzte nicht so, aber es lohnt sich, auch bei noch soviel Widerstand unser Grundrecht durchzusetzen und unseren Kindern somit eine gesunde Zukunft zu ermöglichen!

Wir sind es unseren Kindern schuldig

„Gerne schreibe ich etwas zu den Erfahrungen mit unseren zwei ungeimpften Kindern, inzwischen 3,5 und 5 Jahre alt. Sie sind weder geimpft, noch haben sie jemals in ihrem Leben (und darauf bin ich angesichts der vielen leicht zugänglichen Medikamente wirklich stolz!) irgendein anderes als ein homöopathisches, anthroposophisches oder naturheilkundliches Medikament bekommen! Sie sind kerngesund, obwohl das nicht unbedingt zu erwarten war: Mein Mann hatte als Kind starke Neurodermitis und sowohl er als auch ich haben zahlreiche Nahrungsmittelunverträglichkeiten. Aber genau diese Erfahrungen haben wir uns zunutze gemacht: Wir haben bei der ersten Stillkrise mit unserem Ältesten einen Homöopathen gefragt und der hat gemeinsam mit uns all diese Unverträglichkeiten herausgefunden: Seitdem lassen wir (zusätzlich zu einer vitalstoffreichen Vollwertkost) all diese Lebensmittel weg.

Unsere Kinder hatten die normalen Erkältungskrankheiten im ersten Kindergartenjahr, beide hatten Masern und Windpocken (zum Glück, denn jetzt sind sie schließlich wirklich immun und nicht nur angeimpft "immun" - auf weitere Kinderkrankheiten warten wir ehrlich gesagt sehnsüchtig, weil ich gern alle vor der Pubertät durch hätte bei ihnen) und das war praktisch. Keine Mittelohrentzündung oder Angina, wie bei vielen anderen Kindern. Viele haben schon keine Mandeln mehr und Karies ohne Ende. Davon auch keine Spur, obwohl wir jetzt nicht gerade exzessiv Zähne putzen - nur normal und regelmäßig. Es ist eine Freude, so gesunde Kinder zu haben und nach den normalen Krankheiten die Entwicklungsschübe zu beobachten, die sie machen. Dieser gute Gesundheit wirkt sich auf die ganze Familie aus: Das Leben ist entspannter, weil es allen besser geht. Die Kinder sind so wach und aufnahmefähig und munter, dass es manchmal schon fast zu anstrengend ist.

Ärzte suchen wir nur ganz gezielt aus. Wir haben zum Beispiel eine Kinderärztin, die anthroposophisch orientiert ist - nicht unbedingt unsere Richtung, aber was wir schätzen, ist einfach ihre Toleranz gegenüber ungeimpften Kindern. Sie sagt jedes Mal, dass sie so begeistert ist, wenn sie unsere Kinder zur Vorsorgeuntersuchung (in Hessen obligatorisch...) sieht - und dass nach ihrer Erfahrung die ungeimpften Kinder einfach gesünder und robuster sind als die geimpften. Unsere Zahnärztin (da haben wir bislang leider keine "alternative" gefunden) will ständig Fluorprophylaxen machen, aber wir sagen einfach nein. Auch meckert sie immer über unseren schwarzen Zahnstein und legt uns eine professionelle Zahnreinigung nahe, aber auch da bin ich eisern: Unseren Zahnschmelz lassen wir uns durch so etwas nicht kaputt machen. Und solange schwarz nur schlecht aussieht, finde ich das in diesem Alter egal. Ansonsten vermeiden wir Ärzte, brauchen ja auch keine, und vermeiden (leider!) auch das Thema Impfen. Wir haben schon viele schlechte Erfahrungen gemacht, wenn wir offen darüber gesprochen haben. Das ist uns leider zu anstrengend. Wir suchen uns unsere Nischen und warten auf bessere Zeiten. Auch im Kindergarten wurschteln wir uns eher so durch: Wir haben zum Beispiel das Nichtimpfen mit den Nahrungsmittelunverträglichkeiten erklärt, weil in den meisten Impfstoffen Eiweiß enthalten ist. Damit sind wir bisher durchgekommen. In Deutschland gibt es ja keine Impfpflicht. Manchmal empfinde ich das aber schon als anstrengend. Es wäre schön, mal einfach die Wahrheit sagen zu können, ohne als verantwortungslos oder irre klassifiziert zu werden!

Unser Leben erscheint den meisten Eltern auf den ersten Blick anstrengender: Wir achten sehr auf die Ernährung und überhaupt auf körperliche, geistige und seelische Gesundheit, und es ist natürlich nicht immer einfach, für den Kindergarten alles selbst kochen und bringen zu müssen. Langfristig zahlt sich das aber garantiert aus: Wir haben wesentlich weniger Stress mit kranken Kindern, Arztbesuchen und schwierigen Entscheidungen (Mandeln raus oder nicht? Ohren tubieren oder nicht? Wer braucht denn solche Fragen in einer unbeschwerten Kindheit, wenn man sie so einfach vermeiden kann?!?). Und ganz abgesehen davon: Ich finde, dass wir es unseren Kindern schuldig sind! Ich finde, dass wir als Eltern die Pflicht haben, unseren Kindern die besten Startvoraussetzungen für ein glückliches Leben zu geben! Und dazu gehört nicht nur die Schulbildung, die zurzeit ja schon fast in Hysterie ausartet (chinesische Nannies, Frühenglisch mit 3 Monaten etc.), sondern auch die körperliche Gesundheit: Ich fühle mich als Mutter, wir fühlen uns als Eltern dazu verpflichtet, kritisch nachzufragen, was die beste Möglichkeit für die Gesundheit unserer Kinder ist. Und wenn wir dieses Wissen schon einmal haben, fände ich es unverantwortlich, wenn wir es dann nicht anwenden würden!

Ich sollte noch erwähnen, dass wir seit zwei Jahren in Hanoi/Vietnam leben. Wenn man mit Kindern in die Tropen reist, wird ja gern besonders viel Panik gemacht. Wir haben alle so genannten Reiseimpfungen abgelehnt und auch keine Malariaprophylaxe gemacht! Das erschien uns nur folgerichtig. Unsere Hausärztin meinte nur lapidar: "Die vietnamesischen Kinder spielen doch auch im Dreck und sterben nicht gleich." Ganz so einfach haben wir es uns natürlich nicht gemacht: Wir wissen über die Tropen-krankheiten Bescheid und auch, wie wir sie behandeln müssten und wo der nächste kompetente Arzt ist. Bisher ist aber (natürlich!) noch keine aufgetreten. Wir sind einfach alle gesund."

Abitur mit 1.0

„Unsere Kinder sind nun 23 und 19 Jahr alt und haben ihr Leben ohne Impfungen bisher sehr gut gemeistert. An Kinderkrankheiten haben beide Keuchhusten mit 8 und 12 sowie die Windpocken mit 9 und 13 durchgemacht.

Mit Unterstützung durch einen sehr erfahrenen Homöo-pathen konnte dies sogar im Ausland durch Ferndiagnose und -therapie sehr gut überstanden werden. Die Kinder haben das Abitur mit 1,3 bzw. 1,0 bestanden und entwickeln sich auch sonst voll und ganz zur Freude ihrer Umgebung."

Angst vor Krankheiten

„Meine Tochter ist nun 6 1/2 Jahre und ist ein sehr lebendiges, aufgewecktes und vor allem rundherum ge-sundes Kind. Ich habe mich lange mit dem Impfthema beschäftigt, einiges gelesen, mich mit Menschen ver-schiedenster Meinung dazu unterhalten und bin trotz der Ängste sehr vieler ihr Kind impfenden Eltern bei dem Entschluss geblieben, dies nicht zu tun. Leider scheint die Angst vor Krankheiten größer zu sein, als die Angst davor, was man bei einer 6-fach Impfung einem Säugling so alles nebenbei in den Körper pumpt.

Ich habe keinen Moment bereut, meine Tochter nicht geimpft zu haben. Sie hat ein sehr stabiles Immunsystem und nimmt jede Erkältung oder Magen-Darm-Grippe, die im Umlauf ist, mit Leichtigkeit. Sie hat schwach ausgeprägte Windpocken ohne Antibiotika durchmachen "dürfen" und zweimal Scharlach gehabt, auch nur mit homöopathischer Unterstützung." Ich wünsche mir, dass viel mehr Eltern den Mut haben, ihr Kind bestimmte Krankheiten durchmachen zu lassen, damit sie wachsen können!

Nur ein einziger Fehltag

„Im deutlichen Gegensatz zu ihren geimpften Schulfreundinnen, die sich jedes Jahr - oft mehrmals - (Grippe-)krank meldeten, hatte unsere Tochter die ersten vier Schuljahre nur einen einzigen Fehltag, aufgrund eines verdorbenen Magens. Wir leben auf dem Land, haben selber viele Tiere (Enten, Hühner, Schafe...) und unsere Tochter reitet, und hatte bereits viele kleinere und größere Wunden, die wir zwar säubern, aber sonst nur mit Naturmedizin versorgen. Sie erfreut sich bester Gesundheit und einem gesunden Selbstbewusstsein, was nicht so selbstverständlich ist, wenn ich ihre Freundinnen erlebe.

Sicher ist dies auch ein Ergebnis unserer Erziehung - besser - Begleitung, kann mir aber vorstellen, dass das Impfen auch psychisch seine Spuren hinterlässt."

Grob fahrlässig?

„Bis zur Geburt meiner ersten Tochter habe ich nie über Impfungen nachgedacht. Als die ersten Impfungen anstanden, war ich zum Glück bei einem Kinderarzt, der nicht vor dem vollendeten ersten Lebensjahr überhaupt impft, so dass ich weitere Infos sammeln konnte. Ich war entsetzt, wie wenig fundiert Impfungen empfohlen werden. Alle, wirklich alle Freunde, Familie usw. hielten mich für grob fahrlässig, wie ich überhaupt nur auf die Idee käme, NICHT zu impfen. Ich konnte mich mit meinem Kinderarzt gut besprechen, ich wollte zunächst herausfinden, welche Impfungen wirklich sein müssen und welche nicht. Ich fragte jede einzelne Impfung bei ihm ab, warum sollte ich XY impfen und bei jeden einzelnen Grund, den er nannte, war ich bereit, die Verantwortung zu übernehmen und nicht an Ärzte abzugeben. Der Kinderarzt gab MIR die Verantwortung für mein Kind und die konnte ich gut nehmen. In Absprache mit ihm ließ ich sie jedoch Tetanus impfen. Meine zweite Tochter ist völlig ungeimpft.

Ich habe mich sehr daran gewöhnt, dass ich gesunde Kinder habe, dass es mir nur im Unterschied zu Freunden auffällt, wie häufig andere Kinder krank sind, bzw. wie oft die Eltern zum Arzt gehen; abgesehen von den U-Untersuchungen war ich mit der Großen (7) keine fünfmal beim Arzt und die Kleine (3), soweit ich mich erinnere, zweimal.

Die Windpocken haben beide problemlos überstanden, ansonsten hatte uns mal eine Ohrinfektion und eine Blaseninfektion erwischt. Erkältungen stecken beide meistens super weg, manchmal mit hohem Fieber über kurze Zeit.

Ich bin sehr froh, mich so entscheiden zu haben und auch dankbar, dass mein Kinderarzt diese Entscheidung entspannt mitträgt."

Problembewusstsein in Sachen Impfungen

„Mein erstes Kind (heute 19) wurde gegen meinen Willen noch im Krankenhaus geimpft, einer weiteren Impfung stimmte ich noch zähneknirschend zu, da ich - ohne Argumente - an die Wand diskutiert und dabei belogen wurde, wie ich heute weiß. Also ich wäre verantwortungslos usw., von möglichen Nebenwirkungen kein Wort.

Ich informierte mich daraufhin sehr gründlich über die ganze Impfsache - die weiteren 3 Kinder (heute 16, 13 und

10 Jahre alt) gebar ich vorsorglich zu Hause, z.T. allein, da die Hebammen nicht für Hausgeburten versichert waren - aus Sicherheitsgründen, damit mir so etwas nicht noch einmal passiert.

Ich wollte und will keine Impfungen, sondern gesunde Kinder und später Enkel und vertraue da ganz der Natur.

Das erste Kind hatte nach den Impfungen Hautprobleme, Neurodermitis, mit konsequent biologischer Ernährung, langer Stillzeit usw. konnte ich das wieder wegbekommen, die geimpfte Tochter hat einige Allergien zurückbehalten, gegen diverse Nahrungsmittelzusätze und Modeschmuck, sowie eine jährlich wiederkehrende Lokalreaktion an der Einstichstelle der Vitamin-K-Spritze.

Die anderen (ungeimpften) Kinder waren und sind kerngesund, kräftig und stabil, es gab keine erwähnenswerten Gesundheitsstörungen.

Da von Seiten der meisten Ärzte keinerlei Problembewusstsein in Sachen Impfungen und die darin enthalten Gifte vorhanden ist, gehe ich diesem Berufsstand ziemlich konsequent aus dem Weg, mein Mittel gegen Krankheiten aller Art ist Gesundbleiben durch gesunde Ernährung und Lebensweise, außerdem bin ich kräuterkundig.

Bekannte, Verwandte und andere Menschen, die in Sachen Impfungen mit mir zu sprechen hatten und vielleicht noch haben werden, bekommen die Auskunft, dass ich meine guten Gründe habe, keine Impfungen zuzulassen - ich bin mittlerweile sachkundig genug, um jedwede Diskussion zum Thema kurz und bündig zu beenden."

Eigentlich nichts Spektakuläres

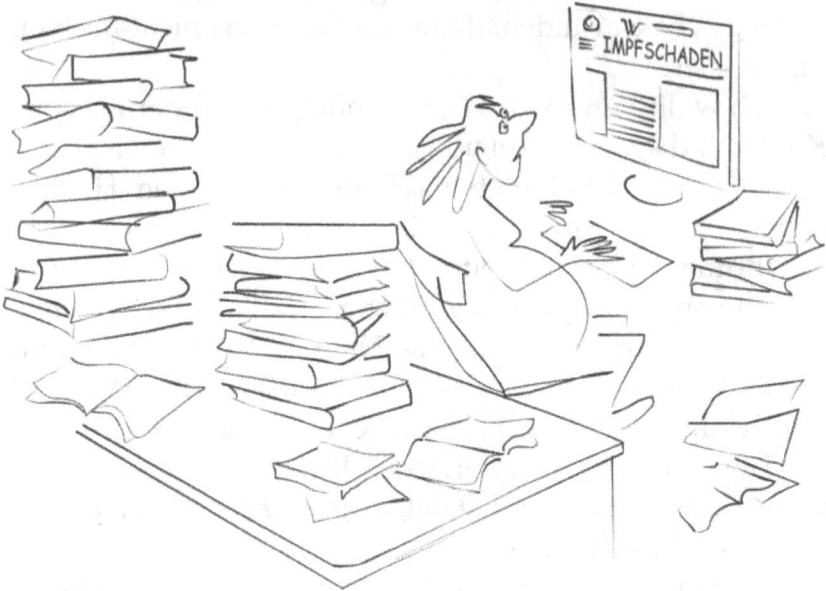

„Eigentlich gibt es nichts Spektakuläres zu berichten bzgl. meines ungeimpften Kindes, aber ist es nicht gerade das Unspektakuläre, was genau zu diesem Thema Erwähnung finden sollte? Deshalb hier jetzt mein kleiner Beitrag: Mein Sohn Florian ist mein zweites Kind, heute 5 Jahre alt und ungeimpft.

Mein älterer Sohn Oliver ist 15 Jahre alt und hat aus meiner damaligen Unkenntnis über Impfungen und deren Unsinn und Gefährlichkeit leider noch die ersten 3 Grundimpfungen (als 6-fach-Impfung) erhalten. Danach aber keine mehr. Ich habe also schon einen direkten Vergleich zwischen meinen Kindern.

Oliver war als Kleinkind bis zum 5. Lebensjahr zwar auch nicht sehr oft oder schwer krank, allerdings hatte er doch wesentlich öfter fieberhafte Erkältungen mit starkem Husten und Verschleimungen als Florian. Durch die ständig verstopfte Nase sammelte sich Flüssigkeit hinter dem Trommelfell und in einer Operation musste diese abgesaugt werden und beidseitig ein Paukenröhrchen gelegt werden.

Außerdem hatten sich Polypen gebildet, die auch entfernt wurden. Leider vernarbte das eine Trommelfell stark und Oliver kann dadurch bedingt bestimmte Töne nicht mehr hören. Also, Musiker könnte er wohl nicht mehr werden, aber Gott sei Dank fehlt ihm dafür auch das entsprechende Interesse :-).

Ob das nun irgendwie ursprünglich mit den Impfungen zu tun hatte, kann ich nicht beweisen, vermute es aber. Vor ca. 10 Jahren war ja diese Trommelfelldurchstechung ziemlich "in". Da hat man das von jedem zweiten Kind gehört. Heute würde ich diese OP im Übrigen nicht mehr durchführen, sondern mein Kind ganzheitlich behandeln lassen, da diese OP eine Tortur für das Kind und aus heutiger Sicht m. E. überflüssig war.

Oliver hatte mit 2 oder 3 Jahren Mundfäule, daraus resultierend immer wiederkehrenden Lippenherpes. Er entwickelte Nahrungsmittelallergien und -unverträglichkeiten, insbesondere gegen gespritztes Obst und Gemüse und Milchprodukte.

Eine leichte Entwicklungsverzögerung habe ich nach den Impfungen bei der Motorik seiner Händchen bemerkt. Er konnte sehr spät erst nach Dingen greifen, da er seine Hände immer fahrig und unkoordiniert hin und her bewegte. Das kam mir schon etwas merkwürdig vor. Er hatte diesbezüglich in den ersten Jahren merkbare Defizite. Das hat sich allerdings dann verwachsen und heute ist Oliver ein gesunder und gut entwickelter Jugendlicher.

Ich behandle Oliver und Florian in der Regel nicht schulmedizinisch, sondern nur naturheilkundlich, mit Homöopathie oder kolloidalem Silber und bin damit sehr gut gefahren. Oliver hat bisher nur zweimal in seinem Leben Antibiotika bekommen. Einmal gegen Scharlach und kurz danach gegen eine angebliche Lymphknotenentzündung, diagnostiziert von einer hysterischen Notärztin, die offensichtlich keine Ahnung hatte. Denn im Nachhinein entpuppten sich die dicken Halslymphknoten als Nebenwirkung der zuvor gegebenen Antibiotika. Aufgeschrieben wurde für Oliver in den vergangenen 15 Jahren von Ärzten ohne Prüfung der näheren Umstände ca. 6 x Antibiotika, das ich nicht gegeben habe, sondern Oliver lieber der naturheilkundlichen Behandlung meiner Heilpraktikerin überlassen habe. (Eine Zusatzkrankenversicherung für Kinder für Heilpraktikerkosten und von ihnen aufgeschriebene Medikamente ist sehr günstig!)

Florian hat noch nie Antibiotika bekommen. Florians Erkrankungen waren bisher ohne Auffälligkeiten. Ein paar Mal Erkältung unauffälliger Natur. Übelkeit und Erbrechen, ich glaube zweimal bisher. Florian bekommt ab und an hohes Fieber für 2-3 Tage, welches dann wieder schlagartig verschwindet. Er ist dabei sehr pflegeleicht, kuschelig und überhaupt nicht weinerlich. Ich habe den Eindruck, dass er mit dem Fieber sozusagen irgendwelche Erkrankungen weg kompensiert, die dann erst gar nicht mehr auftreten. Das Fieber wird in der Regel von mir höchstens mit Belladonna und kaltem Lappen für die Stirn bei auftretenden Kopfschmerzen behandelt.

Oliver und Florian hatten beide noch keine Kinderkrankheiten, sind aber auch beide nicht dagegen geimpft.

Tja, und das war es eigentlich auch schon. Wie gesagt, eigentlich nichts Außergewöhnliches. Aber darüber bin ich auch sehr froh. Insbesondere, dass die Impfungen bei Oliver nicht zu größeren Schäden geführt haben.

Florian geht in einen Kindergarten (und Oliver ging in denselben), dessen Leiterin auch ein eher gespaltenes Verhältnis zu Impfungen hat. Da haben wir keine Probleme. Bei der demnächst anstehenden Schuluntersuchung bin ich gespannt auf das Verhalten der Ärztin, wenn ich ihr erkläre, dass Florian gar keinen Impfpass besitzt und das auch so bleibt ;-).

Olivers Schuluntersuchung lief relativ problemlos, da er ja die Grundimpfungen hatte. Nachdem ich der Ärztin erklärt hatte, dass ich an weiteren Impfungen für meinen

Sohn kein Interesse habe, war sie zwar persönlich beleidigt, hat es aber letztendlich akzeptiert. Und von Verwandten und Freunden lass ich mir eh nicht reinreden, wobei die meisten Menschen in meinem Umfeld sowieso eine ähnlich ablehnende Haltung zu Impfungen vertreten, wie ich.

Im Übrigen möchte ich abschließend bemerken, dass ich mich ca. seit dem zweiten Lebensjahr von Oliver, also seit 1999 intensivst mit der Impfproblematik auseinandergesetzt habe.

Eine damalige Bekannte gab mir diesbezüglich ein erstes Buch zu lesen von Joachim-F. Grätz (Heilpraktiker): "Sind Impfungen sinnvoll? Ein Ratgeber aus der homöopathischen Praxis". Ich bin ihr bis heute dankbar, denn das war der Einstieg für mich in eine der größten Wissenschafts- und Schulmedizinlügen, die existieren.

Zunächst für mich unfassbar und kaum zu glauben, habe ich daraufhin durch etliche Bücher, Zeitschriften, Vorträge und Internetseiten, die es zu diesem Thema gab, die Bestätigung dessen erhalten, was Herr Grätz schreibt und noch viele Infos zusätzlich.

Ich glaube, wenn alle Menschen ein so intensives "Studium" zum Thema Impfungen betreiben würden, wie ich es getan habe, würde diese Medizinlüge ganz schnell in sich zusammenfallen, weil es keine Eltern mehr gäbe, die ihren Kindern noch Impfungen antun würden.

Sich selber informieren oder informieren lassen, ist hierbei oberste Devise (und das nicht nur durch ihren Arzt oder Apotheker!!!)"

Propaganda

„Berufswegen habe/hatte ich mit Ärzten und Pharmaunternehmen zu tun. Ich habe mit hunderten Ärzten gesprochen. Über das Thema "Impfen" sind diese schlecht informiert und unterliegen offenbar der gleichen Propaganda wie der Rest des Volkes. Es gibt wirklich wenige kritische Ärzte, die nicht all das glauben, was man ihnen erzählt.

Eine Ärztin, die ich kennen lernte, war ausdrücklich FÜR Impfungen, jedoch gegen die gefährlichen Inhaltsstoffe. Sie benutzt diverse Ausleitungsverfahren, um diese Stoffe aus dem Körper herauszuholen.

Viele Umzüge, die ich gemacht habe, führten dazu, dass ich auch privat Kinderärzte kennenlernte mit den unterschiedlichsten Meinungen. Welche Impfung der eine für völlig schwachsinnig hielt, musste der andere Arzt unbedingt impfen. In einem Punkt waren sich die meisten Ärzte absolut sicher. Die jährlich über die Massenmedien immer wieder aufs Neue propagierten Impfungen seien doch nur zur Bereicherung der Pharmahersteller. "Als ob irgendjemand mit einiger Maßen gesundem Immunsystem an Vogel,- Schweine- oder sonst welche Grippe erkranken würde."

Interessanterweise impfen genau diese Ärzte aber auch gegen die saisonale Influenza. Interessanterweise erkranken manche Menschen dennoch an der Grippe, andere nicht. Auch unter den Erwachsenen, auch Eltern, gibt es viele, die die Influenzaimpfung als blödsinnig erachten. Auch bei dieser Gruppe Menschen gibt es welche, die Grippe bekommen und andere nicht.

Aus meinen Beobachtungen kann ich entnehmen, dass die Geimpften als auch die Ungeimpften erkranken können.

Die Kitas: Die meisten Kitas die wir besuchten, hatten vorwiegend geimpfte Kinder in den Gruppen. Andauernd brachen Kinderkrankheiten aus. Meiner Wahrnehmung nach erkrankten oft die gleichen Kinder. Aber jeder hat mal was abbekommen.

Als ich Umfragen unter den Eltern machte (die ich in über 6 Einrichtungen mit jeweils 50 Kindern machte) ergab sich, dass die meisten Kinder im Schnitt 5-8-mal in Jahr an Atemwegserkrankungen litten oder Mittelohrentzündung hatten. Außerdem waren viele Allergiker dabei.

Ich selbst bin voll geimpft und hatte als Kind laufend Hals- oder Ohrenschmerzen. Als ich mit 13 Jahren anfing, mich homöopathisch behandeln zu lassen, wurde es immer weniger, dass ich krank war.

Mein großer Junge (6 Jahre und ungeimpft) hatte von 1-3 Jahren auch immer wieder mal etwas. Seit er 4 war, ist er nicht mehr krank gewesen. Einmal, vor kurzem hatte er eine Mittelohrentzündung, die wir mit Homöopathie innerhalb einer Nacht überstanden haben. Meiner Erfahrung nach hat die Tatsache, dass er früher so oft krank wurde und heute nicht mehr ist, 1. mit unserer Ernährungsumstellung und 2. mit dem gesunkenen Stresslevel zu tun.

Tendenziell ist er seltener krank gewesen, als alle andern Kinder in den Kitas. Seit der radikalen Umstellung auf "gesund und stressfrei" ist er nie krank.

In einer Kita, in der wir in einem wohlhabenderen Teil von Berlin waren, waren die Kinder, trotz besserer Ernährung nicht wesentlich gesünder. Alle waren geimpft. Alle wurden "normal" oft krank. Bis auf - richtig - mein Kind.

Er hatte, als er 2.5 war, Windpocken. Die Kinderärztin war aufgebracht und verärgert, weil er ja ungeimpft ist. Zu der Zeit brachen die Windpocken in unserer Kita aus. Alle geimpft außer meinem. Alle lagen mind. eine Woche flach, meiner hatte eine Nacht Fieber und ein paar Punkte, und dann war es vorbei. So viel zum Thema impfen schützt.

Seit meiner Ernährungsumstellung bin auch ich nicht mehr krank (seit 3 Jahren). Wenn ich doch mal einen Anflug von Unwohlsein bekomme, wird Ingwertee getrunken.

Mein zweites Kind hat noch keinerlei medizinische Interventionen erfahren müssen. Er hat kein Vitamin K, D verabreicht bekommen, keine Impfung, keine Blutabnahme. All das, was sorgende Eltern unternehmen, weil sie Angst eingeredet bekommen. Weil lt. Statistik (immunschwache Kinder) an irgendwelchen Krankheiten sterben und wir mit

Medikamenten intervenieren und schützen müssen.

Tiere werden nicht krank,… doch Haustiere, weil Sie unser "gutes" Wiskas Futter bekommen.

Wir sind alle kerngesund, allergiefrei und ernähren uns spitze. Mein Mann schlägt etwas aus der Art. Als typischer Mann wird Bier getrunken und Fleisch gegessen. Als Allergiker nimmt er auch immer wieder diese Sprays. Mit und ohne Kortison. Außerdem Antihistamine. Ich habe den Eindruck, dass diese Tabletten gar nicht wirken. Als wir auf dem Land waren, hatte er so einen schlimmen Allergieanfall obwohl (weil?) er sich andauernd die Tabletten gegeben hat. Es hat überhaupt nichts gebracht. Es ging ihm extrem schlecht inmitten der vielen Birken und Frühblüher. Er nimmt keine Homöopathie, aus Trotz und Überzeugung. Ich bekam Mitleid und habe ihm nachts, als er endlich einschlief, etwas Homöopathisches gegeben. Siehe da, am nächsten Tag war alles vorbei. Er hat nicht einmal mehr geniest oder sonst was. Da er nichts von dem Mittel wusste, grenzt es für ihn an ein Wunder.

Fasse ich zusammen: Wir sind ungeimpft, ernähren uns gesund und werden nicht krank."

Wo ist der Impfpass?

„Mein Sohn ist im Frühjahr 1992 geboren. Merkwürdig war für mich gleich die Tatsache, dass ich ihm, rein prophylaktisch, Fluortabletten geben sollte, obwohl die Tage lang und sonnig waren und wir viel draußen waren. Die Gabe der Tabletten war mir mit dem Stillen zu umständlich, also gab ich meinem Säugling die Tabletten nicht.

Aus Unerfahrenheit (und Dummheit) bin ich den schulmedizinischen Weg gegangen und habe meinen Sohn lt. Impfplan impfen lassen (damals noch die üblichen 3er Impfungen!).

Ich bin zu jedem Termin mit einem gesunden Säugling

zum Arzt gekommen und mit einem kranken wieder nach Hause gegangen (mit einer Packung fiebersenkenden Zäpfchen in der Tasche) und wusste eigentlich schon damals, dass dieser Weg nicht der Richtige sein konnte.

Mit vier Jahren bekam mein Sohn einen heftigen Hautausschlag am Arm. Der Arzt diagnostizierte einen Darmpilz (geisterte seinerzeit auch gerade in der Presse herum). Er bekam einen Saft über mehrere Wochen verordnet. Im Alter von fünf Jahren bekam er die Windpocken, die er gut mit der üblichen Juckreiz unterdrückenden Salbe überstand.

Rückblickend war der "Darmpilz" offensichtlich der Anfang seiner heftigen Frühblüher Allergie, die ihn bis heute plagt. Vermutlich wäre alles noch schlimmer gekommen, wenn ich ihn nicht fast drei Jahre lang gestillt hätte. Die MMR (Mumps, Masern, Röteln) Impfungen machten für mich damals schon keinen Sinn und ich ließ sie sein (ich wurde auch dazu nicht gedrängt, war ja nur ein Junge).

2003 kam meine Tochter zur Welt. Gestärkt durch meine Homöopathin, impfkritischer Literatur und meine negativen Erfahrungen mit meinem Sohn, entschied ich mich bei ihr gegen alle Impfungen.

Meine Tochter wollte lediglich 1,5 Jahre gestillt werden. Ich besuchte den Kinderarzt zu den üblichen U-Untersuchungen und brauchte mein ganzes Rückgrat, um mich gegen die (ständig anfallenden) Impfungen zu wehren! Mit Kommentaren wie "ich habe schon Kinder an Diphtherie sterben sehen" und die Schwester zur Begrüßung "Wo ist denn der Impfpass?", war ich immer wieder gezwungen, mich zu rechtfertigen - auch im Familienkreis. Horror... aber, es hat sich gelohnt.

Meine Tochter ist jetzt neun Jahre jung, und ist auffallend gesund. Mit zwei Jahren hatte sie eine Mittelohrentzündung mit hohem Fieber, die wir mit Hilfe unserer Homöopathin überstanden (das Antibiotikum vom Kinderarzt konnte im Schrank bleiben). Dann und wann ein fiebriger Infekt, der sich mit homöopathischen Globulis schnell ausheilen lässt. Bis heute hatte sie keine Kinderkrankheiten, aber die können ja noch kommen. Mit Hilfe der Homöopathie sehe ich dem relativ gelassen entgegen."

Impfen - ja oder nein?

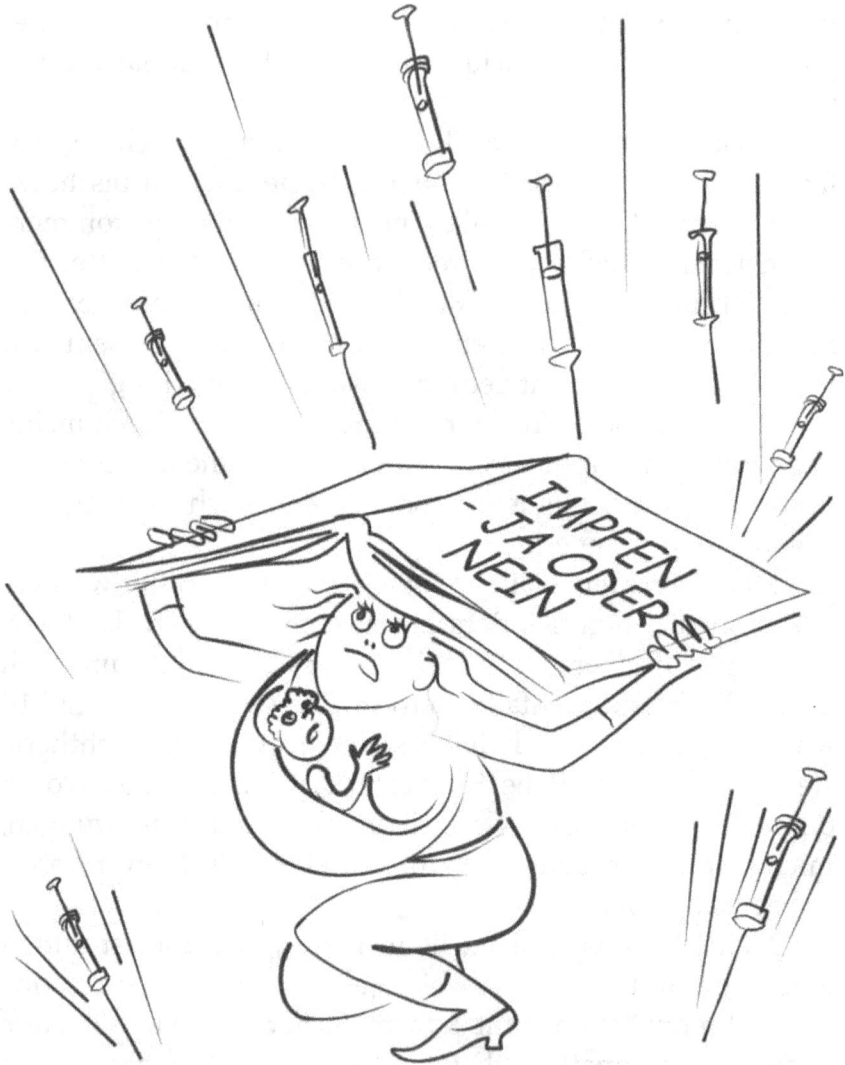

„Meine erste Tochter ist 1996 geboren und ich als gelernte Arzthelferin hatte ursprünglich vor, sie impfen zu lassen. Nun haben wir an einem Rückbildungskurs mit Gesprächsthemen rund um das Kind teilgenommen und die Kursleiterin hat auf allgemeinem Wunsch das Thema Impfen mit hineingenommen. Ich wusste zwar von den Erwachsenen-Impfterminen, wollte es aber als verantwortungsbewusste Mutter noch einmal ganz genau wissen, doch die Kursleiterin hat uns lediglich auf ein Buch "Impfen - Ja oder Nein?" von Cyntia Cournoyer aufmerksam gemacht. Ich wunderte mich etwas, habe mir dieses Buch gleich gekauft und durchgelesen. Ich konnte nicht alles auf Anhieb glauben, aber dieses Buch veranlasste mich, abzuwarten und mir mehr Informationen einzuholen.

Ich bekam dann 1997 meine zweite Tochter und wartete immer noch ab. Der Kinderarzt begrüßte mich zu den U's immer schon mit der nächsten Stiko-Kopie in der Hand und bekam Bluthochdruck, weil ich einfach nicht auf ihn hören wollte. Gott sei Dank haben wir ihn nur 1-2 x /Jahr gebraucht, nämlich immer nur zur Verlaufskontrolle der Mittelohrentzündung, die ich konsequent homöopathisch in den Griff bekam. Meine Töchter hatten im ersten Kindergartenjahr beide keine Infekte, keine Triefnasen oder Bronchitis. Sie bekamen im Kindergarten komplikationslose Windpocken und in der fünften bzw. sechsten Klasse hatten beide etwa gleichzeitig drei Monate lang Keuchhusten. Zur Schule sind sie aber trotzdem gegangen und haben mindestens zwei andere Kinder angesteckt (deren Impfstatus ist mir allerdings unbekannt). Meine ältere Tochter hatte jetzt mit 16 Jahren ihre erste Mandelentzündung, die wir nach verschiedenen Alternativmethoden jetzt mit Antibiotika behandelt haben. Meine Vermutung ist, dass die dauerhafte Mensaernährung und der etwas nachlässige Lebensstil Jugendlicher zu ihrer Erkrankung beigetragen haben. Meine jüngere Tochter hat jetzt mit 15 Jahren neulich zum ersten Mal so etwas wie Heuschnupfen. Nicht auszudenken, wie allergisch sie reagiert hätte, wenn wir sie hätten impfen lassen, wo beide Töchter die Allergiebereitschaft von mir und meinem Mann, also ihrem Vater, in sich tragen.

Es ist absolut erschreckend, wie heutzutage Jugendliche mit ihren Problemen umgehen. In der Klasse meiner Töchter sind mindestens 5-6 Mädchen, die sich andauern in die Arme ritzen und sich selbst verletzen. In jeder Klasse sind außerdem ein magersüchtiges Mädchen und ein Junge, der sich schon versucht hat, dass Leben zu nehmen (ich spreche übrigens von einer Gesamtschule). Ein anderer Junge hat den Drang in eine Sekte und zwei weitere Schüler haben massive Sprachfehler. Der eine Sohn meiner Nachbarin ist Mutist, der andere Sohn hat einen neurologischen Tick und zuckt immer mit dem Kopf. Ergotherapie ist anscheinend normal geworden bei den kleinen Kindern während des Kindergartens. Ich bin sehr dankbar, dass ich auf das Buch gestoßen bin damals, denn es hat uns vor vielem Schrecklichen bewahrt. Meine Kinder sind von Baby an so unkompliziert, haben nur geweint, wenn sie Hunger hatten oder die Hose voll war und hatten immer einen guten Schlaf. Sie sind keine Überflieger in der Schule, aber ihr Sozialverhalten ist absolut tadellos und wir kommen gut miteinander aus, was andere Nachbarn mit ihren Jugendlichen nicht haben."

Lebensfreude

„Wir haben einen teilgeimpften achtjährigen Sohn (er wurde nur im ersten Jahr 3x geimpft) und eine nicht geimpfte sechsjährige Tochter. Meine Tochter strotzt nur so vor Lebensfreude und lacht außergewöhnlich viel. Sie ist äußerst willenstark und sehr schnell in der Auffassung. Eine Ärztin meinte, sie sei hochbegabt. Sie bringt sich alles selber bei. Falls sie mal krank wird, dann hat sie einen Tag kurz hohes Fieber und dann am nächsten Tag ist alles wieder weg. Mein

Sohn war früher öfters krank, vor allem Mittelohrentzündung und Bronchitis. Da ich ihn auch nicht mehr
impfen lasse, hat sich sein Zustand sehr gebessert. Inzwischen ist es bei ihm genauso, dass er einen Tag fiebert und
dann relativ schnell wieder fit ist. Wir versuchen uns so gut
wie möglich gesund zu ernähren (Bioprodukte, viel Rohkost, wie Gemüse, Salat und Obst). Wir lassen uns nur
homöopathisch behandeln, mit immer gutem Erfolg und
unsere Ärztin unterstützt uns.

Mein Sohn geht auf die Montessorischule, meine Tochter
kommt dieses Jahr in die erste Klasse. Das Thema Impfen ist
dort nie angesprochen worden, da dort einige Familien nicht
impfen. Ebenfalls im Kindergarten (Integrationskinder-
garten Elterninitiative) wurden wir nie angesprochen.
Eltern, die ihre Kinder impfen, haben kein Verständnis
dafür, dass wir nicht impfen. Sie verstehen es einfach nicht,
warum man nicht impft. Wir haben gelernt, dieses Thema
einfach zu vermeiden. Seitdem die Kinder älter sind, wird
man mit dem Thema Impfen auch nicht mehr so konfrontiert. Wir versuchen, einen anderen Weg zu gehen, wie die
breite Masse und fühlen uns damit sehr, sehr wohl. Die
klassischen Kinderkrankheiten hatten wir noch nicht (außer
mein Sohn einmal Ringelröteln)."

Impfen nicht als Allweltheilmittel

„Unser Sohn wird in 2 Wochen 3 Jahre alt, ist nach wie vor
ungeimpft und erfreut sich bester Gesundheit.

Er ist selten krank und wenn es ihn doch mal erwischt
haben sollte, ist das Gröbste nach spätestens 2 Tagen überstanden. Er hat keinerlei chronische Erkrankungen, zeigt
keine Anzeichen für eine Allergie oder andere körperlichen
Einschränkungen. Die "typischen" Kinderkrankheiten und
die Gebrechen, gegen die Kinder/Babys geimpft werden,
hatte er ebenfalls (noch?) nicht gehabt.

Bis zur Geburt unseres Kindes standen wir dem Impfen unkritisch gegenüber. Jeder möchte für sein Kind das Beste und wenn es gegen Unwägbarkeiten geschützt werden kann, auch durch solche Dinge wie eine Impfung, will man das im Allgemeinen gerne tun. Selbst Geschichten von Freunden, die über Ihre Schwierigkeiten mit den Kinderimpfungen sprachen, neigt man oder neigten wir zu ignorieren. Als unser Sohn das Licht der Welt erblickte, bekam ich von einer guten Freundin ihre Probleme, die bei der Impfung Ihrer Tochter aufgetreten sind, erzählt, erinnerte mich an andere Berichte, wurde misstrauisch und informierte mich. Das Ergebnis finden Sie in meinem Einleitungssatz.

Unsere Eltern, Verwandte, Freunde wissen, dass weder meine Frau noch ich solch weit reichenden Entscheidungen treffen würden, ohne uns vorher genau und gründlich informiert zu haben. Folglich ist uns wenig Unverständnis entgegen gekommen. Durch Umzug bedingt, waren wir "schon" bei zwei Ärzten, die, in einem Fall, Zweifel äußerten, uns aber nicht "bekehren" wollten. Unser Sohn hatte sich im Gesicht, an der Stirn und 8 Monate später am Kinn, Platzwunden zugezogen, die nicht genäht aber geklebt werden mussten. Bei der ersten Behandlung im Krankenhaus wollte die zuständige Ärztin uns mit Vorwürfen zudecken, was ich schnell einstellen konnte. Im Großen und Ganzen würde ich behaupten, sieht man das Impfen nicht als Allweltheilmittel, Vorwürfe wurden uns gar nicht oder kaum vorgehalten.

Nach wie vor kann ich nicht behaupten, dass ich weiß, dass eine Nichtimpfung für unseren Sohn ohne Gefahren ist. Ich glaube allerdings zu wissen, dass die Wahrscheinlichkeit, an einer impfbaren Krankheit mit tödlichen oder schweren gesundheitlichen Folgen zu erkranken, da nicht geimpft wurde, deutlich geringer ist, als einen Impfschaden oder bedrohliche Folgeschäden davon zu tragen oder kürzer gesprochen, Impfen scheint gesundheitsgefährdender als

Nichtimpfen zu sein. Sollten wir weitere Kinder bekommen, werden sie sicherlich ungeimpft bleiben."

Präventions-Medizin

„Meine Kinder sind alle ungeimpft, und dazu kam es, weil die Hebamme, die mich unter der ersten Schwangerschaft betreute, mich rechtzeitig darauf hinwies, dass ich nach der Geburt mit einer Reihe Präventions-Medizin überrumpeln und konfrontieren werden würde, über die wir uns vorher gut informieren sollten, da wir eine feste Haltung dazu brauchen, wenn wir die ablehnen möchten.

Sie hatte zu allem eine kritische Haltung bis auf Impfungen, da war sie schwammig. Sie meinte z.B., sie hätte zur Impfung bei der U4 früher abgeraten und sei deshalb öfters abgemahnt worden, weshalb sie jetzt nicht mehr davon abraten kann, als ich sie fragte, ob sie mir zur Impfung bei der U4 abrät. Etwas verwirrt meinte ich "Also nein?" und sie zuckte mit den Schultern. Ich fragte, was dagegen spricht, und sie rollte mit den Augen und flüsterte, es wäre furchtbar. Jedes dritte Kind, das sie betreut, müsste sie nach der U4 auf erste Anzeichen chronischer Erkrankungen wie Neurodermitis (trockene Wangen) behandeln.

Ich versuchte also zu recherchieren, und stieß im Netz fast nur auf Werbung, bis ich dann "impfen und schadet" eintrug. Und der Text mit dem Untertitel "Wir leben in der Hölle und alle sehen zu" von Buchwald hat mir dann die Augen geöffnet. Und als ich mich in der Familie umgesehen habe, stellte ich fest, je weniger die Eltern impften und umso später, umso gesünder waren die Kinder. Was für ein Zufall. Schwere Nebenwirkungen, von denen ich weiß, haben drei in meiner Familie. Eine meiner Schwestern ist fast erblindet als junge Erwachsene. Ich habe nach der Impfung lebensbedrohlich mit einer Autoimmunerkrankung der Niere zu tun gehabt. Und ein Cousin von mir, den hat es besonders schwer erwischt mit der MMR-Impfung, der hatte eine Sprachrückentwicklung mit allem was dazu gehört, die Ehe ist daran zerbrochen, der Vater alkoholisiert vor ein Auto gelaufen, die Mutter hängt auch dem Alkohol gelegentlich schwer nach und die Schwester und Mutter sind sich einig, dass Kinder einem die Lebensqualität zerstören und es besser ist, man setzt keine in die Welt.

Nee, nicht Kinder, Impfungen sage ich da, aber die hält sie weiterhin für richtig, weil die Behinderung hätte in ihren Augen genauso gut durch die Masern selbst kommen können. Sie arbeitet mit behinderten Kindern, also im Pflegebereich, und ist da wohl etwas ignorant.

Ich habe jedenfalls drei kerngesunde ungeimpfte Kinder, die sich ungebremst entwickeln und entfalten dürfen, ohne dass der Körper mit diesen schweren Giften fertig werden muss. Ich glaube mit der Ungewissheit, was eine Impfung alles in meinem Kind für unentdeckte Schäden angerichtet hätte, könnte ich nicht besonders gut leben. In unseren Augen funktionieren sie auch nicht, und können auch nicht funktionieren, die Krankheiten verschwinden auch nicht einfach so, sondern es verändern sich einfach die Diagnosen mit der Zeit. Wir verstehen Krankheit als etwas, wo der Körper etwas verarbeitet, in die Richtung leidet die Seele, leidet auch der Körper.

Erfahrungen mit Krankheiten, da fange ich mal der Einfachheit halber beim jüngsten an.

3. Kind, die erste Erfahrung mit Krankheit war mit etwa 7 Monaten. Wir haben einen Schwimmkurs mit ihm gemacht, und am nächsten Tag war er heiß, hatte Husten und Schnupfen. Der Kurs ging 3 Monate lang und er konnte zum Schluss super schwimmen, manchmal hat er aber öfters Wasser verschluckt, dann hatte er wieder Husten/Schnupfen. Sonst macht er keine Probleme auch nicht beim Zahnen.

2. Kind, sehr ähnlich. Seine erste/einzige Erkrankung abgesehen vom Schwimmbad, wo er wie sein Bruder mal aufs Wasser reagierte, war eine leichte Binde-

hautentzündung, nachdem er das erste Mal den Tag über bei den Großeltern alleine verbracht hat.

1. Kind, mit den Ultraschalluntersuchungen (starke Lärmbelästigung), und ein heftige U3-Traumatisierung (Kopf wurde geschallt und er brach in Panik aus) assoziieren wir eine Anfälligkeit für Fieberkrämpfe, er hatte auch große Angst vor dem eingeschalteten Staubsauger oder der Bohrmaschine. Mit Fremdbetreuung assoziieren wir einen Hauptteil der nachstehenden Erkrankungen. Er hatte öfters Mittelohrentzündungen, und Bindehautentzündungen und Karies, sowohl an den oberen vier Schneidezähnen, als auch später an den unteren Backenzähnen. Er hatte auch zwischendurch mit Neurodermitis in den Kniekehlen zu tun. Außerdem auch eine mittelschwere Borreliose mit Kopfschmerzen und Fieber nach einem Mückenstich, und dreimal Herpes (einmal auf der Nase). Durchfall hatte er auch einmal, damit ist aber die Aufzählung so ziemlich vollständig.

Der Unterschied zwischen Kind 1 und 2+3 ist, dass ich (Mutter) beim Ältesten noch studiert habe. Er wurde erst vom Vater betreut, dann mit 1 Jahr von der Tagesmutter, ab 2,5 Jahren vom Kindergarten. Die Tagesmutter hatte uns überredet, ihn aus dem Familienbett zu quartieren, dadurch kam das mit der Neurodermitis, wir nahmen ihn nach wenigen Tagen wieder in unsere Mitte auf, aber er hatte ab da große Verlustängste und der Ausschlag in den Kniekehlen brauchte auch entsprechend lange, bis er nach und nach wieder verschwand.

Die anderen beiden wurden von Anfang an und in erster Linie durch mich betreut, schlafen auch nicht allein. Mein Umgang mit den Kindern ist auch mit der Zeit besser geworden, viele Fehler, die ich beim Ältesten gemacht habe, mache ich bei den Jüngeren nicht mehr.

Mit 4 habe ich meinen ältesten Sohn aus dem Kindergarten genommen, er fühlte sich dort nicht wohl (wurde wegen den schlechten Zähnen ausgegrenzt) und ich konnte es nicht länger vor mir selbst vertreten. Seitdem ist er gar nicht mehr krank gewesen, wie seine Geschwister, wobei er, wie gesagt, in der Kindergartenzeit abgesehen von der Bindehautentzündung, die er aber als einziger zu dem Zeitpunkt hatte, keine ansteckenden Krankheiten hatte. Aber wir denken auch, ansteckende Krankheiten entstehen aus dem Kind heraus, und nicht dadurch, dass jemand anderes sie zufällig auch hat.

Unsere Strategie im Umgang mit Krankheiten ist, dass wir eben auf die Sorgen und Nöte unserer Kinder eingehen, wir sind für sie da (Vorbeugung) und das was dann an Krankheit anfällt, wird mit Homöopathie, Schüsslersalzen, Naturheilkunde, Hausmitteln gelindert bzw. unterstützt. Unsere Erfahrung ist, dass das Risiko aus Krankheiten damit gut beherrschbar ist, und die Krankheiten ausreichend abgemildert werden können. Bei mittelschweren Verläufen suchen wir eine klassische Homöopathin oder einen Naturheilkundler auf. Aus unseren Erfahrungen kann ich nur sagen, Gesundheit ist eine Leistung der Eltern, sie ist nicht nur das Resultat dessen, dass man eben eine Impfung durchführt oder unterlässt. Sie zeigt an, wie geborgen, versorgt und behütet das Kind sich in seinem Umfeld fühlt.

Es gibt Leute die natürlich nicht verstehen, warum man nicht impft, die versuchen uns dann zu erklären, dass die Krankheiten VIEL schlimmer sind und die Impfungen keine Nebenwirkungen/Nachteile bei ihren ADHS-Brillenträger-Allergiker-Kindern hatten. Wir sagen, wir sind alternativ ausgerichtet, und gehen anders mit Krankheit um, daher gehören für uns Impfungen nicht zur Vorsorge mit dazu.

In der Familie wurde auch mal darüber diskutiert, aber akzeptiert, dass wir eben nicht so überzeugt sind. Die Ärzte in der Gegend werden schnell ausfallend, die suchen wir aber aus dem Grunde auch gar nicht mehr auf mit den Kindern.

Der Kindergarten hatte es damals akzeptiert, wie das mit der Schule wird, wird sich wohl erst noch zeigen, aber was sollen sie schon machen? Wir sind wirklich sehr dagegen."

Nicht-Impfen fühlt sich richtig an

„Unser Sohn ist jetzt 2 Jahre jung und komplett ungeimpft. Wir haben uns nach Recherchen und Ermutigungen von ebenfalls nicht impfenden Bekannten dazu entschieden. Im Familienkreis stößt diese Entscheidung auf Unverständnis. Unser Sohn hatte einmal sehr leichte komplikationslose Windpocken. Er hatte oft Husten, teilweise sehr starken, manchmal über Wochen. Dann wurde er homöopathisch behandelt, allerdings nicht konstitutionell, da noch keine Anamnese gemacht worden ist (war bislang eine Kostenfrage, soll aber erfolgen). Wir ergänzen manchmal die Gabe von Globuli mit Einreibungen, Kochsalz-Inhalationen und pflanzlichem Hustensaft (also nicht wirklich klassisch homöopathisch), aber es ist noch nichts wirklich befriedigend. Wir haben das Gefühl, dass der Heilungsprozess damit nicht viel schneller voranging, als eh von allein. Der (klassische) homöopathische Kinderarzt sagt aber, dass der Husten unbedenklich sei und auch in der Häufigkeit in dem Alter nicht ungewöhnlich. Wir leben teils in der Großstadt, teils in den Bergen und wie zu erwarten, ist es in den Bergen deutlich besser. Ansonsten hat er sich mit der Kopf-Hand-Fuß-Krankheit angesteckt, die aber auch ohne Behandlung abgeklungen ist. Alle Zähne kamen völlig problemlos.

Eine große Platzwunde auf der Stirn, die er sich in der Wohnung zugezogen hat, wurde genäht und zu unserem Erstaunen haben uns die Ärzte im Krankenhaus nicht zu einer nachträglichen Tetanus Impfung überzeugen wollen, wenn sie auch angeraten wurde. Allerdings war die Missbilligung unserer Entscheidung spürbar. Er beißt sehr viel, schon über ein Jahr, und wir haben diese Missbilligung auch schon von einem Elternpaar erfahren, deren Kind gebissen worden ist. Sie sind mit dem Krankenwagen zur Immunologie gefahren, um sicherzugehen, dass unser Sohn ihr Kind nicht mit irgendetwas angesteckt hat. Unser Sohn ist ein sehr lebendiges, aufgewecktes und fröhliches Kind. Wir stehen hinter unserer Entscheidung, nicht zu impfen, ich als Mutter kann aber nicht von mir behaupten, dass ich möglichen Kinderkrankheiten unbesorgt entgegensehe. Ich weiß, dass manche für die Herausbildung eines kräftigen Immunsystems hilfreich sein können, hoffe aber dennoch aus Angst vor Komplikationen, dass sie an uns vorüberziehen. Wir verbringen sehr viel Zeit in der Natur und so oft, wie unser Sohn mit ungewaschenen Händen isst, trägt das vielleicht auch ein wenig zur Immunstärkung bei. Gestillt wurde er 15 Monate, Kuhmilch bekommt er keine, aber Milchprodukte schon, ansonsten eine allgemein meist (Discounter-)bio-vollwertige Ernährung, aber ohne, dass wir täglich akribisch auf die Aufnahme aller für notwendig erachteten Mineralien, Vitamine etc. achten. Er bekommt keine Nahrungsergänzungsmittel. In seinem ersten Lebensjahr erhielt er täglich eine Massage mit einem speziellen ayurvedischem Öl, was auch als immunstärkend angesehen wird. So oder so: keine leichte Entscheidung, ob man nun impft oder nicht, aber das Nicht-Impfen fühlt sich richtig an. Kein massiver Eingriff in einen heranwachsenden Organismus, von dem man eh nicht weiß, was an äußeren Einflüssen er verarbeiten muss (z.B. Elektrosmog, etc.)."

Lanze für das Fiebern

„Meine Tochter ist Jahrgang 1990, zuhause geboren (würde nie was andres machen!!!) und komplett ungeimpft.

Ich bin zwar "brav" zu den U´s gegangen - aber ab da habe ich sie selber behandelt (ich bin seit 1988 Heilpraktikerin).

Da ich auch eine klassisch homöopathische Ausbildung

genossen habe, war für mich schon lange klar, dass ich nicht impfen würde und ich bin dankbar, dass der Vater meines Kindes mir vertraut hat und mitgemacht hat.

Nun zu meiner Tochter: sie ist bis auf den einen oder anderen Schnupfen gesund. Wenn sie krank wurde/wird, liegt sie höchstens 2 Tage im Bett und ist dann wieder fit.

Lediglich zwei Erkrankungen im Kleinkindalter waren länger - das eine war vermutlich Masern, welche ich homöopathisch begleitet habe und weiter unten beschreibe ich die zweite Erkrankung.

Die Fehlzeiten dann in der Schule sprachen für sich - d.h. wir mussten in den ganzen 13 Jahren Schulzeit nicht einmal zum Arzt, um den "Schein" zu holen. Und diese Erkrankungsfälle gab es pro Jahr vielleicht, wenn es hoch kommt, 4x. Mehr lässt sich dazu eigentlich sagen - gesund!

Leider ist es mir nicht gelungen, sie im Kindergarten mit den weiteren Kinderkrankheiten zu versorgen, was ich gerne gesehen hätte. Meine Erfahrung ist, dass Kinderkrankheiten ganz wichtige Prozesse für die Entwicklung und Ich-Stärkung eines Kindes sind, und die Auseinandersetzung mit der ererbten gesundheitlichen Belastung durch die Vorfamilie bearbeiten. Bei richtiger Behandlung sind die allerorts so viel zitierten Folgeschäden kaum zu befürchten. Ganz im Gegenteil! Aber offensichtlich hatte meine Tochter für ihre Konstitution keinen Bedarf.

Dennoch möchte ich aber die Gelegenheit nutzen und auch noch eine Lanze für das Fiebern brechen: Zwei Erkrankungen sind mir in sehr positiver Erinnerung geblieben, d.h. ich bin froh, dass sie sie haben konnte: mit etwa 9 Monaten hatte sie 10 Tage lang Fieber um die 40°C. Sie lag relativ friedlich bei uns auf der Couch und kochte vor sich hin. Ich war froh, dass sie hoch fieberte und war gespannt, was sich daraus entwickeln würde.

Die Familie ihres Vaters hatte durch die Bank - und er auch - galoppierenden Nagelfußpilz und meine Tochter kam auf die Welt mit Großzehennägeln, die eindeutig verpilzt aussahen (kann ja nicht sein - würde der Schulmediziner jetzt sagen), also bräunlich, verdickt und sich nach vorne verjüngend.

Warum erwähne ich das? Nach dieser Erkrankung wuchsen gesunde Nägel nach, also auch hier eine erfolgreiche Auseinandersetzung mit dem "Erb-Leib".

Als sie etwa 2 war, machte sie ganz nebenbei Ringelröteln durch - auch danach folgte eine "Heilung": sie hatte von Babyzeit an auf beiden Wangen pickelige Rötungen, so dass ich öfter angesprochen wurde, ob das arme Kind Neurodermitis habe? Da sie sich nicht kratzte und es ihr Wohlbefinden nicht störte, wartete ich ab..... nach den Ringelröteln war alles gut!

Ich bin mir natürlich bewusst, dass ich mit meinem Hintergrundwissen im Vorteil war und keine Ängste zu bekämpfen hatte. Ich würde es immer wieder so machen!!"

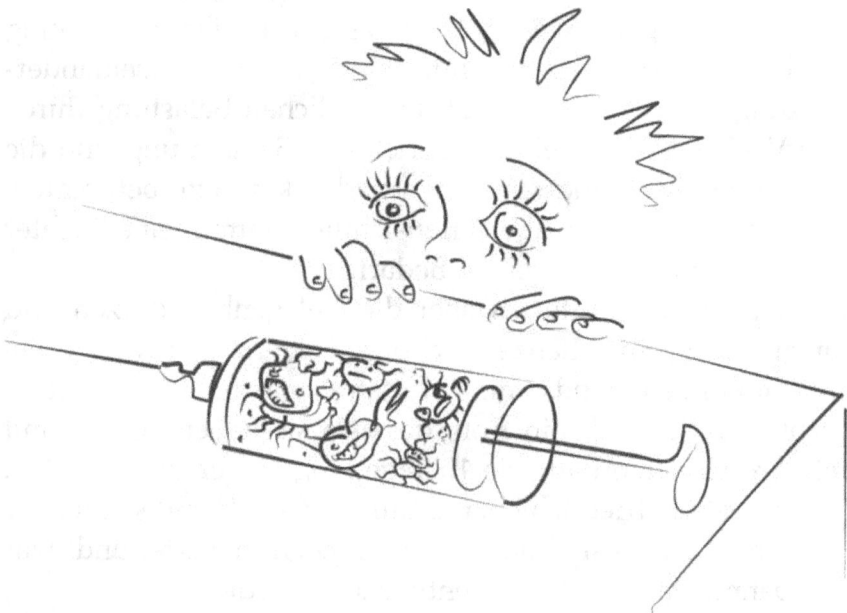

Wackelige Impftheorie

„Vor mindestens 5 Jahren habe ich begonnen, mich mit den Risiken von Impfungen auseinanderzusetzen und deren Sinn zu überprüfen, weil mich einige persönliche Erlebnisse mit Impfungen stutzig gemacht haben. Ich habe das Thema eingehend studiert: Internetrecherche, Unterlagensammlung, Erfahrungsberichte gelesen, Bücher gelesen. Ich habe mich dabei schließlich auf zweierlei konzentriert: Erfahrungsberichte von Eltern aus der Lebenspraxis und Lektüre von impfkritischen Humanmedizinern. Mein Fazit war, dass sich Praxis und althergebrachte schulmedizinische Theorie nicht decken.

Seit meinen Recherchen stelle ich die Impftheorie in Frage. Ich persönlich halte sie nunmehr für falsch und gefährlich. Denn offenbar macht sie Kinder und Erwachsene krank. Ich habe von den Säuglingstodesfällen nach Impfungen mit Hexavac in 2004 gelesen. Das allein wäre Mahnmal genug. Hexavac ist vom Markt genommen worden. Zeitliche Zusammenhänge der erfolgten Impfungen und den plötzlichen Todesfällen sind gegeben. Presseberichte jedoch nennen andere Gründe.

Stutzig machte mich nicht die Glorifizierung vom Impfen als eine der größten Errungenschaften der Schulmedizin. Stutzig macht mich vielmehr das, was verschwiegen, unter den Teppich gekehrt und bagatellisiert wird. Zum Beispiel sind Aluminium, Quecksilber und Formaldehyd Gifte, welche den menschlichen Organismus schwächen und dramatische Folgen haben können. Im Grunde gehe ich davon aus, dass es für diese Stoffe keine Mindestdosen gibt, die dann verträglich wären. Diese Stoffe sind in Impfstoffen enthalten und werden mitsamt Fremdeiweiß und modifiziertem Erreger direkt ins Blut bzw. Gewebe injiziert. Es ist keine Frage, dass die Natur das so nicht vorgesehen hat. Der

Mensch ist an seine Umwelt perfekt adaptiert. Ich halte es für anmaßend, anzunehmen, Impfungen würden das vermögen, was die Natur und unser Organismus natürlicherweise schon seit Anbeginn unserer Zeit vermochten. Die Menschheit hat bisher überlebt. Ohne Impfungen. Die Geschichte der Medizin zeigt, wann immer ein Mensch in natürliche Abläufe eingreift, mehr Schaden als Nutzen entsteht.

Erst kürzlich fragte ich meine Schwägerin - Amtstierärztin, früher tätig als Assistenztierärztin ob sie mir eine vollständige Inhaltsstoffliste von Impfstoffen übermitteln kann. Sie teilte mit, dass ihr so was nicht vorliegt und man vielleicht mal bei Pharmaunternehmen anfragen könnte. Fazit: Selbst impfende Ärzte - egal, ob Tierarzt oder Humanmediziner - kennen nicht alle Inhaltsstoffe oder deren Risiken.

Meine beiden Kinder sind - aus oben genannten Gründen - nicht geimpft und sehr gesund. Im Falle von Infekten (Grippe oder ähnliches) dauern diese nur einige wenige Tage an und sind mittels allg. Naturheilkunde, Phytotherapie, Homöopathie und anderen pflanzlichen Mitteln - eingesetzt je nach Bedarf- in Blitzeile zu kurieren. Ich nehme an, dass mein Sohn schon einmal Keuchhusten durchgemacht hat. Es hat ihn nicht beeinträchtigt. Erfahrungsgemäß wirken naturheilkundliche und homöopathische Mittel schnell und effektiv und unterstützen die natürliche Immunisierung. Verwandtes Mittel bei Keuchhusten: Drosera D12 und C200. Des Weiteren Brustbalsam mit ätherischen Ölen, Umckaloabo, GrippHeel, Vit. C in Form von Ascorbinsäurepulver im Honigtee, Thymiantee, Eukalyptusöl im Brustbalsam und in der Duftlampe. Auskuriert und bisher nicht erneut erkrankt.

Mit 2 Monaten hatte mein Sohn sich an einem Grippevirus angesteckt. Ich habe ihn bis zur vollständigen Regeneration 2 Wochen lang mit Homöopathie, Phytotherapie, ätherischen Ölen, Fenchelhonigtees, GrippHeel und

Umckaloabo behandelt. Selbstverständlich in entsprechenden Dosierungen. Er hat sich prächtig entwickelt und war seither im Grunde nie wieder richtig krank. Er hat ein ausgesprochen robustes Immunsystem. Er lag noch niemals mit übermäßigem Fieber im Bett. Einmal leicht erhöhte Temperatur, was von allein verschwand. Keine Ohrenschmerzen. Keine Hautprobleme. Keine Infektanfälligkeit. Keine Allergien. Er ist einfach nur gesund. Seit dem 2. Lebensjahr ohne Mittagsschlaf. 14 Stunden wach. 10 Stunden Schlaf. Große Ausgeglichenheit. Keine Ängste. Er kann seit dem 9. Monat frei laufen. Ansonsten Klettern, Springen, Beweglichkeit, Motorik, Fantasie, Einfallsreichtum, Kreativität einwandfrei.

Während andere Kinder auf dem Spielplatz oft mit "Rotznase" herumlaufen oder ohne Mütze und Schal sofort erkältet sind und Ohrenschmerzen bekommen (ich habe mir das von anderen Müttern erzählen lassen), hat mein Sohn damit keine Probleme. Er springt auch an ersten schönen Frühlingstagen in einen kalten Bach - weil er das von sich aus möchte - und es schadet keineswegs. Er hat eine sehr gute Körpertemperaturregulation und kühles Wasser scheint ihm nichts auszumachen. Seine Füße und Hände sind immer warm.

Wenn er sich mal schlapp fühlt im Falle eines kleinen Infekts oder eines Wachstumsschubs, dann geschieht das ohne Weinen und Jammern. Er spielt einfach ruhiger oder legt sich selbstständig ins Bettchen und schläft. Er sagt mir, was er braucht bzw. worum ich mich kümmern soll. Ich habe dann die entsprechende Naturheilkunde (Standard: Globulis, Kräutertees, Fenchelhonig, ätherische Öle, Umckaloabo, GrippHeel etc.) im Schrank stehen. Und nach ein paar Tagen ist es, als wäre nichts gewesen.

Arztbesuche mussten bisher gar nicht in Anspruch genommen werden. Außer den U's ist bisher kein Kinderarztbesuch erfolgt. Weil es einfach nicht nötig war. Einmal wurde ich in einer Kinderarztpraxis von der Arzthelferin als "fahrlässig" bezeichnet, weil ich nicht impfen lasse. Fahrlässig finde ich, dogmatische Lehrsätze nicht fortdauernd auf ihre Richtigkeit hin zu überprüfen. Wenn Theorie (Impftheorie) und Praxis (Impfschäden) auseinanderklaffen, ist etwas falsch gelaufen. Ärzte bagatellisieren das gerne und benutzen das Wort "Kollateralschaden." Diejenigen haben ihren Beruf verfehlt und sollten nie wieder Hand an andere Menschen legen.

Zu jeder "U" wird seither am Empfang der Kinderarztpraxis ein Schriftstück vorgelegt, wonach wir Impfungen ausdrücklich ablehnen. Gründe, Quellen als auch Lektüre impfkritischer Humanmediziner sind ebenfalls aufgeführt. Langjährige Recherchen und unstrittige Gründe, dass Impfungen ein hohes Risiko beinhalten, sind schriftlich dargelegt. Ohne Unterzeichnung zur Einwilligung in Impfmaßnahmen bleibt die Haftung für Folgen der Injektion bei dem Arzt, der die Injektion verabreicht.

Meine Kinder möchte ich erst ab dem 4. Lebensjahr in den Kindergarten geben, denn alles davor erscheint mir grundsätzlich zu früh. Selbstverständlich haben wir uns aber auch hier schon informiert und Unterlagen eingeholt. Fazit: Es gibt Kindergärten, die ungeimpfte Kinder gar nicht annehmen. Und andere wollen bei Anmeldung einen unterschriebenen Haftungsausschluss für eventuelle "Folgen aus fehlenden "Schutz-Impfungen." Dass das rechtswidrig ist, wissen gar nicht so viele Eltern. Es gibt keine gesetzliche Impfpflicht in Deutschland. Die Impf-Entscheidung ist individuell und freiwillig zu treffen. Gerade, weil es Nebenwirkungen gibt, die (meinem Eindruck nach in sehr reduzierter Form) auch im Beipackzettel der Impfstoffe aufgeführt sind. Kindergärten handeln rechtswidrig, wenn auf diese Weise Impf-Entscheidungen von besorgten Eltern herbei gezwungen werden.

Bei meinen Eltern - beide Lehrer - herrscht in vielen Punkten Zweifel an meinen Recherchen und Mahnungen. Ich werde beschwichtigt und fühle mich, als würde ich übertreiben. Sie glauben daran, in der Vergangenheit meist richtig bzw. gem. den Empfehlungen gehandelt zu haben. "Das war damals so. Das hat man so gemacht." Sie selbst nehmen Antibiotika ein, sofern Infekte längere Zeit anhalten. Sie vertrauen ihren Ärzten. Um ganz allgemein zu sprechen: Möglicherweise werden diejenigen, die studiert haben, erst sehr viel später feststellen, dass auch an einer Universität studiertes Wissen irgendwann einmal überholt ist und Staatsexamen, Titel und Auszeichnungen nicht vor dem eigenen Irren schützen. Der Mensch lernt sein ganzes Leben.

Ich selbst bekam als Kind ab meiner Geburt im Jahr 1982 alle empfohlenen Impfungen. Nach Diphtherie- und Pertussis-Impfung bekam ich Pseudo-Krupp-Husten und Keuchhusten. Das war ab meinem 2. Lebensjahr. Ab meinem 4. Lebensjahr Dauerdiagnose: Asthma bronchiale. Ohne genetische Disposition. Eine Ärztin - die ihrer Tätigkeit nicht gem. wissenschaftlichen Maßstäben nachgeht - sagte dazu: "Irgendwer ist halt mal der erste." So spricht jemand, für den Krankheit der Status Quo ist.

Unter Umständen kamen verstärkende Faktoren hinzu (Vitamin C-Mangel, falsche Behandlungen etc.). Ohne Berotec und Symbicort bin ich gar nicht leistungs- oder lebensfähig. Ich gehe von einem Immunschaden durch Impfungen aus. Dass mir keiner glaubt - geschweige denn Schulmediziner - muss ich nicht dazu sagen. Man lässt sich höchstens dazu hinreißen, Impfungen als Art "Trigger" zu bezeichnen, wobei bestimmte Dispositionen nur verstärkt werden. Ich war vor den Impfungen jedoch gesund. Abendliche und nächtliche Hustenanfälle in meinem 2. und 3. Lebensjahr bis zum Brechreiz mit Blauwerden wurden - auch ärztlicherseits - zunächst als Nach-Aufmerksamkeit-Fordern gewertet und missachtet. Der ärztliche Rat lautete dann später: Feuchte Tücher im Schlafzimmer aufhängen. Es wurden psychische Ursachen gesucht. Ich habe ein Jahrzehnt damit zugebracht, die seelische Belastung abzuarbeiten, ich hätte meine Erkrankung selbst verursacht oder würde das Asthma selbst steuern. Schwere Asthmaanfälle mit blauen Lippen prompt per Gedankenkraft zu beenden ist zumindest mir nicht geglückt.

Übrigens sind meine Kinder vollständig gesund und haben auch das Asthma nicht geerbt. Ich gehe davon aus, dass eine schwerwiegende asthmatische Erkrankung mit Impfungen zusammenhängt. Wie auch so viele Autoimmunerkrankungen. Impfkritische Ärzte weisen auf diesen Zusammenhang hin. Es kann davon ausgegangen werden, dass durch Impfungen herbeigeführte Autoimmunerkrankungen nicht vererbbar sind. Aber in Familien, die das Impfen nie in Frage gestellt haben, wird jeder geimpft und so scheint es, als gäbe es für bestimmte Krankheiten eine familiäre Disposition. Die Impfungen selbst werden also nicht als mögliche Ursache erkannt.

Ich ernähre mich ausschließlich vegan aufgrund heftiger Allergie gegen jede Form Fremdeiweiß. Ausschließlich rein pflanzliches Eiweiß ist verträglich. Ansonsten ernähren wir uns sehr gewöhnlich. Es gibt nur einige prinzipielle Tabus für meinen Mann, unsere Kinder und mich: Antibiotika, Cola, Fanta, Sprite, Konservierungsstoffe, D-Fluoretten, zus. jodierte Speisen, Farbstoffe, Geschmacksverstärker (Mononatriumglutamat), Nahrungsmittelzusatzstoffe (E-Nummern), Zitronensäure (E-Nummer - nicht zu verwechseln mit Ascorbinsäure/Vitamin C), synthetische Stoffe.

Gesundheit ist in meinen Augen auf einen simplen Nenner zu bringen: Alles von natürlichem Ursprung und natürlicher Zusammensetzung - und seien es Erreger - sind von unserem (perfekt angepassten) Organismus schadenlos zu überstehen. Wann immer aber der Mensch sich der Natur oder dem natürlichen Lauf der Dinge bemächtigen will, passieren Unglücke.

Ich kann mich glücklich schätzen, als chronisch Kranke, 2 gesunde Kinder geboren zu haben. Ich habe dabei ausschließlich auf die Natur und die Homöopathie vertraut. Ich habe meine Kinder nicht gestillt, um die Information meines geschädigten Immunsystems nicht an meine Kinder weiter zu geben. Mit der Novalac Milchnahrung habe ich beste Erfahrungen gemacht. Und wann immer ein Bedarf angezeigt war, Schüssler Mineralien hinzu gegeben.

In der heutigen Zeit schützen Präzision (unser Körper arbeitet bereits präzise) und gute Auswahl die Gesundheit ungemein. Direkte Zusammenhänge sind einfach zu erkennen, wenn man sich die Grundlagen schafft. Bloßes Vertrauen ist nicht angebracht in einer Welt, die von wirtschaftlichen und monetären Faktoren gesteuert ist. Möglicherweise leben diejenigen länger, die sich dessen bewusst sind.

Ich wünsche allen Kindern und ihren Eltern beste Gesundheit und die Möglichkeiten, wann immer nötig, sich selbst immer helfen zu können und Zutrauen in die eigene Intuition zu haben. Die Natur will das Beste für die Lebewesen dieser Erde, sonst hätten wir nicht so lange überlebt. Wir sollten nicht diejenigen über unsere Gesundheit würfeln lassen, die Macht und Geld damit erwirtschaften. Sondern diejenigen um Rat fragen können, denen unsere Gesundheit wirklich am Herzen liegt und welche sich in den Dienst der Menschheit stellen."

Gut, dass Du mich nicht geimpft hast

„Ich habe drei Kinder im Alter von 16, 14 und fast 9 Jahren. Alle meine Kinder wurden per Notkaiserschnitt geboren und hatten alleine dadurch schon einen schwierigen Start ins Leben.

Zum Glück hatte ich bei unseren ersten beiden Kindern einen anthroposophischen Kinderarzt, der meinen ältesten Sohn erst im Alter von einem Jahr gegen Polio (oral) und gegen Tetanus/Diphtherie geimpft hat. Ich hatte mich überhaupt nicht mit Impfungen beschäftigt. Erst als mein Sohn seine dritte Impfung aus der Grundimmunisierung bekommen hatte, hat sich alles geändert.

Er weinte schon beim Einstich bitterlich, vorher überhaupt nicht. Er bekam darauf Fieber, einen sehr angeschwollenen Arm, in den geimpft wurde.

Nach Rücksprache mit dem Kinderarzt gab ich Quarkumschläge und Globuli Apis/Belladonna comp. von WALA. Das hatte zwar äußerlichem Anschein nach geholfen, nur was das mit meinem Sohn innerlich gemacht hat, kann man nur vermuten. Mit ca. 8 Jahren haben wir bei ihm ADS mit leichter Hyperaktivität feststellen müssen.

Er wurde dann noch ein Mal nur gegen Tetanus aufgefrischt, und wieder das gleiche Spiel. Danach habe ich mir geschworen, nie wieder zu impfen.

An Kinderkrankheiten hatte er das Drei-Tage-Fieber, die Windpocken und Keuchhusten, wunderbar! Begleitet mit Homöopathie, alles komplikationslos und von großen Entwicklungsschritten gefolgt.

Meine Tochter wurde demnach nicht mehr geimpft, hatte nach dem Abstillen schwerste Neurodermitis bekommen, die auch homöopathisch völlig ausgeheilt ist. Im Alter von 10 Jahren haben wir dann die Diagnose Atypischer Autismus in Zügen und Mutismus für unsere Tochter bekommen. Nicht auszudenken, wie es verlaufen wäre, wenn wir geimpft hätten. Nachdem meine erste Schwangerschaft sehr dramatisch aufgrund einer Präeklampsie per Notkaiserschnitt endete, hatte ich, als ich mit meiner Tochter dann schwanger war, riesige Ängste, ich denke, dass sich das extrem ausgewirkt hat, abgesehen davon, dass ich glaube, dass eine genetische Disposition vorliegt. Das haben wir aber auch nicht nachprüfen lassen. Meine Tochter war schon zwei Wochen über dem Geburtstermin und die Geburt sollte eingeleitet werden. Ich dachte, dass ich dieses Mal normal entbinden könnte, aber ich bekam weder eigene Wehen, noch öffnete sich großartig der Muttermund. Meine Nerven waren extrem am Ende und nach über 12 Stunden Wehentropf wurde dann doch noch ein Kaiserschnitt gemacht.

Meine Tochter weinte selten und war von Anfang an ent-
wicklungsverzögert, was der damalige Kinderarzt aber nicht
so richtig eingeschätzt hatte. Auch sie hatte wenigstens die
Windpocken. Als ihr großer Bruder den Keuchhusten hatte,
lag sie Nacht für Nacht neben ihm und ist nicht aktiv
erkrankt, das finde ich bis heute phänomenal.

Mein drittes Kind (Junge) wurde zu früh geboren und
hatte für seine Entbindungswoche ein viel zu geringes
Körpergewicht, was wieder, wie beim ersten Sohn, auf eine
Präeklampsie hindeutete. Es wurden viele Stoffwechseltests
gemacht, aber es wurde nichts gefunden. Ich war nun bei
einem schulmedizinischen Kinderarzt, der mich auch als
verantwortungslos geschimpft hatte, da ich meinen Sohn
nicht impfen lassen wollte und es zum Glück bis heute auch
nicht gemacht habe.

Bei ihm steht immer noch der Verdacht im Raum: Tri-
somie 21 im Mosaik, wir haben es aber nie testen lassen, da
er geistig extrem fit ist und nur sozial-emotional ein paar
Schwierigkeiten hat.

Er hat mit ca. 6 Jahren mal den wunderbaren Satz gebracht, nachdem ich ihn auf seine außerordentliche Kreativität und praktische Gabe ansprach:" Mama, gut, dass Du
mich nicht geimpft hast, sonst wäre das alles weg!"

Das fand ich damals wirklich sehr erstaunlich, dass er
von sich aus diese Verbindung gesehen hatte. Auch er hatte
die Windpocken.

Meine ersten beiden Kinder wurden voll gestillt, nur
mein drittes Kind leider nicht, da er total trinkschwach war
und ich eine schwere postpartale Depression hatte, die
medikamentös behandelt werden musste. Dass er keinen
Schluck Muttermilch hatte, tut mir bis heute noch sehr leid,
er war in seinen ersten Lebensjahren auch sehr viel krank
und hatte oft Antibiotika benötigt. Im Gegenteil zu seinen
Geschwistern. Der Große hat sein erstes Antibiotikum erst
mit 8 Jahren bekommen (aufgrund des Keuchhustens, damit
er seinen neugeborenen Bruder nicht anstecken konnte) und

unsere Tochter erst ein einziges Mal mit 13 Jahren.

Ich wünsche mir auch weiterhin Impffreiheit in Deutschland und dass die Eltern viel besser aufgeklärt werden. Auch wünsche ich mir mehr Aufklärung über Kinderkrankheiten und wie wichtig diese für die persönliche Entwicklung sind."

Schock der Wahrheit

„Ich bin selbst Heilpraktikerin und hatte 2003 das große Glück, an einem bekannten Impfsymposium teilnehmen zu dürfen, auf dem u.a. Anita Petek-Dimmer und der damalige STIKO-Vorsitzende Dr. Schmidt referierten. Bis dato hatte ich mir keine großen Gedanken über Impfungen gemacht. Ich wusste zwar von Nebenwirkungen, aber dachte allen Ernstes, der Nutzen würde die Nachteile überwiegen. Ich war einfach nicht ausreichend informiert. Nach dem Impfsymposium musste ich drei Tage lang meinen Schock verarbeiten. Einen Schock, ausgelöst durch eine Auflistung von absolut nachvollziehbaren wahrheitsgemäßen und nachprüfbaren Hintergrundinformationen und aufgedeckten Manipulationstaktiken seitens der Pharmaindustrie, der Behörden und der Ärzteschaft. Seit diesem Tag beschäftige ich mich intensiv mit dem Thema Impfen und gebe selbst Impf-Seminare.

Darüber hinaus habe ich mich auf die homöopathische Behandlung von Kindern und Frauen spezialisiert, insbesondere auf die Impfschadensbehandlung. Als ich 2008 selbst schwanger war, habe ich mich, angeregt durch meine Hebamme, zusätzlich mit der Arzneiroutine bei Schwangeren und Säuglingen intensiv auseinandergesetzt.

Unsere Tochter gehört wahrscheinlich zu den 0,01% der Kinder, die seit ihrer Geburt ausschließlich homöopathisch und osteopathisch behandelt worden sind. Sie bekam im Krankenhaus – es war leider ein Kaiserschnitt – auf meinen ausdrücklichen Wunsch rein gar nichts von dem Rundum-Sorglos-Paket (Vit.K, Vit.D, Fluor etc.). Sie wurde nicht gebadet und der Fersenbluttest blieb ihr auch erspart; genauso wie die Untersuchung durch den klinikeigenen Kinderarzt, der mich am 3. (!) Tag nach der Geburt wüst beschimpfte bzgl. meiner Verantwortungslosigkeit, bevor er von uns aus dem Krankenzimmer geworfen wurde. Dafür bekam unsere Tochter gleich nach der Geburt von meinem Mann Arnica und Aconitum C30 im Wechsel, und im zarten Alter von 4 Stunden eine craniosacrale Behandlung von einer Kollegin.

Wir hatten dennoch gesundheitlich einige Startschwierigkeiten, die ich zu 100% den Umständen des Kaiserschnitts zurechne, z.B. Blähungskoliken und Windeldermatitis, Tränenkanalstenose, starker Milchschorf (Antibiotika-Infusionen bei mir während Kaiserschnitt), Zwerchfellkrämpfe (abruptes Abnabeln), Schlafschwierigkeiten (Narkosemittel; Trennung), Schwierigkeiten mit Nähe und Stillschwierigkeiten (Trennung von Mutter und Kind nach der Geburt) und chronischen Schnupfen (Verkühlung im OP).

Sie ist ein Kind, das sich, seit ich sie kenne, noch nicht ein einziges Mal hat manipulieren oder beeinflussen hat lassen. Sie weiß haargenau, schaut ihrem Gegenüber geradewegs in die Augen, weiß, was sie will und rückt auch nicht davon ab, selbst wenn ihr eine schönere Alternative gezeigt wird. Sie bleibt bei ihrer Entscheidung, sie lässt sich kein X für ein U vormachen und verblüfft uns immer wieder mit ihrem glasklaren Verstand. Sie hat ein unbeirrbares Gespür dafür, wer ihr auf tiefer Ebene sympathisch ist und wer nicht. Wer es nicht ist, dem beantwortet sie keine Fragen. Von ihrem sonstigen Kommunikations-Naturell ausgehend, könnte sie Journalistin, Schauspielerin und Teppichverkäufer auf einmal werden – doch wenn sie kein Vertrauen hat, sagt sie einfach nichts. Sie hat eine überdurchschnittliche Auffassungsgabe, besonders für Wörter, und einen aktiven Wortschatz, der einen neidisch werden lässt. Sie hat schon mit 1,5 Jahren ganze Sätze so überdeutlich ausgesprochen, da konnte ich – als STIKO-Vorzeige-Impfling - in ihrem Alter wahrscheinlich nur „Gack" sagen.

Bei aller Willenskraft und körperlichen Stärke (sie würde am liebsten Marathon laufen und Gewichtheben, so viel Energie und Kraft hat sie) ist sie extrem mitfühlend und kümmert sich, im Rahmen ihrer Möglichkeiten, rührend um Schwächere oder Kranke. Ein fieses oder gemeines Verhalten gegenüber anderen (Kindergarten) Kindern liegt ihr fremd. Das macht sie fast zur Exotin in ihrem Kindergarten, und es trifft sie tief, wenn sie aus heiterem Himmel von anderen Kindern – wie in Kindertagesstätten üblich unter Kindern - gefühllos oder willkürlich behandelt wird.

Auch wenn sie krank ist, z.B. hatte sie Keuchhusten, als er seuchenartig im Kindergarten umging, ist sie trotz ihrer Symptomatik genauso fit und fidel wie sonst auch. Ein Außenstehender würde gar nicht bemerken, dass das Kind krank ist. Ein Magen-Darm-Virus, im Kindergarten sprach man vom Noro-Virus, war innerhalb von 4 Stunden vorbei. Sie hat unkompliziert ein paar Mal erbrochen, dann geschlafen und ist nahezu gesund aufgewacht, als wäre nichts gewesen. Allerdings hat sie auch Phosphor (homöopathisch) bekommen. Auch schwerere Infektionen, z.B. hatte sie direkt im Anschluss an den Keuchhusten eine Art von Lungenentzündung (RSV-Keim; ging auch im Kindergarten um) mit hohem Fieber, sind hervorragend mit Homöopathie innerhalb weniger Stunden oder maximal Tage in den Griff zu bekommen. Sie kommt generell sehr schnell wieder zu Kräften, und alle Krankheiten heilen unkompliziert aus. Den Kinderarzt sehen wir nur zu den U-Terminen.

Sie legt sich gerne auf Behandlungsliegen, wird gerne behandelt, z.B. mit Cranio und hat überhaupt keine Angst vor Therapeuten oder Ärzten. Es ist ihr schließlich nie wehgetan worden. Und ihre Grenzen werden auch nicht überschritten.

Meine Anti-Impf/Schulmedizin-Entscheidung wird zu 100 Prozent von meinem Mann unterstützt. Das Umfeld weiß es entweder nicht oder steht dem ganzen skeptisch gegenüber. Wie bei allen Themen des Lebens, vor allem aber, was das Impfthema angeht, steht und fällt das pro oder contra mit dem Grad der Informiertheit. Wer sich seine Meinung nur aus den Fernseh-Werbepausen oder Lokalzeitungen bildet, kann die Hintergründe des Impfens nicht verstehen und ist darauf angewiesen, was andere für gut oder schlecht halten.

Gerne zeige ich bei meinen Vorträgen oder Seminaren am Ende folgenden Satz:

Es ist Ihr Privileg, sich informieren zu dürfen - aber auch Ihr Recht, dies nicht zu tun. Bei Zweifeln fragen Sie dann weiterhin Ihren Arzt oder Apotheker."

Immer nur Nudeln

„Meine 2 Kinder: Mädchen 11.08.08 (4) Junge 08.06.10 (2) beide ungeimpft.

Mädchen: Die Geburt verlief "normal" und sie wurde 8 Monate gestillt, davon 6 voll. Mit 9 Monaten bekam sie ihren ersten Zahn und ersten Husten. Mit den nächsten Zähnen kam meistens auch Husten und Schnupfen dazu. Im Januar mit 17 Monaten, kam sie in einen Miniclub dreimal vormittags und hatte dann öfter kleine Erkältungen. Alles mit Globuli und Thymian behandelt. Mit ca. 2 Jahren, im Oktober hatte sie das erste Mal eine beginnende Mittelohrentzündung, die wir mit Nurofen und Globulis wegbekamen. Bis heute hatte sie immer wieder Erkältungen und insgesamt dreimal beginnende Mittelohrentzündung. Sie bekam noch nie Antibiotika. Kurzzeitig hatte sie in den Kniekehlen Neurodermitis, das wir mit Propolis super wegbekommen haben und durch das Weglassen der Kuhmilch. Als sie mit der Kuhmilch wieder angefangen hat, kam die Neurodermitis aber nicht wieder. Im Frühjahr sind die Polypen operativ entfernt worden. Die OP verlief super.

Ansonsten war sie immer sehr frühzeitig entwickelt. Sehr groß gewachsen ist sie. Mit 10 Monaten lief sie und mit 2,5 Jahren konnte sie innerhalb eines Tages Fahrrad fahren. Von meinen 2 Tanten (Erzieherinnen) bekomme ich immer wieder gesagt, dass sie sehr weit ist und schlau. Sie ist natürlich auch sehr anstrengend und will immer selbst entscheiden. Hat ihren eigenen Dickkopf! Sie ist ein schlechter Esser und will immer nur Nudeln. Doch langsam kommt es…

Mein Sohn: Er musste per Kaiserschnitt geholt werden, 10 Tage vor Termin. Die Versorgung war schlecht und er bewegte sich nicht mehr. Nach Geburt wurde er beatmet, die Lunge funktionierte nicht richtig. Dadurch wurde Fruchtwasser in die Lunge gedrückt und er hatte eine Lungenentzündung. Sein Leben begann somit gleich mit Antibiotika. Dann war erstmal Ruhe. Er wurde 12 Monate gestillt, davon 7 voll und vor allem viel. Er entwickelte sich prächtig, vom Leichtgewicht zum Supermops. Mit 6 Monaten bekam er den ersten Zahn und wieder eine Bronchitis, daraufhin eine Lungenentzündung. Leider hatte ich zu lange gewartet, bis ich ins Krankenhaus fuhr, da ich dachte, er kriegt das alleine hin, mit ein wenig Unterstützung der Natur, wie seine Schwester. Leider, bekam er gleich wieder Antibiotika. Fast alle 4 Wochen hatte er im Winter eine Bronchitis, die sofort mit inhalieren behandelt werden musste, sonst ging es in Lungenentzündung über. Von den vielen Infekten hatte er dann eine Infektanämie, die ich aber nicht im Krankenhaus behandeln lassen wollte, da die Infusion, welche er bekommen sollte, von den Inhaltsstoffen einer Impfung gleich käme. Wir haben den Heilpraktiker aufgesucht und nach einer Weile war er wieder fit. Im nächsten Winter hatte er auch wieder öfter Bronchitis. Letzten Winter kaum noch. Momentan machen wir eine Darmkur, da der Darm vom vielen Antibiotika, schon ganz hinüber ist oder sich erst gar nicht richtig aufbauen konnte.

Mit der Entwicklung war er zu Anfang normal. Dann

hinten dran, durch die Infektanämie. Als der HB wieder ok war, ging es los. Er krabbelte auf einmal mit 12 Monaten erst und fing dann auch gleich zu laufen an! Ruckzuck hatte er alles wieder aufgeholt. Er ist sehr groß und schwer für sein Alter. Hatte mit 6 Monaten vor der zweiten Lungenentzündung schon 11 kg und hatte dann leider wieder sehr abgenommen. Heute ist er 95 cm mit 15.5 kg. Er ist ein sehr guter Esser, isst alles und viel."

Angstmache

„Meine Kinder - mittlerweile zwei supergesunde Jungs - sind immer noch nicht geimpft, weil wir es nicht einsehen, Opfer einer 5- bis 6-fach Impfung zu werden. Wir glauben, dass Pharmalobbys ihr Geld mit unseren unschuldigsten Wesen verdienen, über Angstmache, Manipulation und Korruption. Sehr traurig ist es zu sehen, wie stu¬dierte Ärzte all das mitmachen und unterstützen. Sehr traurig ist, dass man als Eltern ein sehr schlechtes Gefühl vermittelt bekommt, so nach dem Motto: wie könnt Ihr nur eurem Kind so etwas antun, diese Frage gebe ich gerne zurück. Ich schütze meine Kinder und gehe deshalb so wenig wie möglich zu Schulmedizinern, da ich mein Vertrauen nach der letzten Untersuchung verloren habe (ohne das Kind auch nur zu untersuchen, schaute er ihn an und hörte ihn ab - er hatte seinen Schneeanzug noch an - und dieser Herr Doktor diagnostizierte uns eine chronische Bronchitis (der Junge, damals 1 Jahr alt) war einfach nur verschleimt! und gab ihm Corti-sonzäpfchen, welche ich ihm natürlich nicht verabreicht habe)."

Pumperlgesund

„Ich bin Mutter von drei Kindern im Alter von 13, 11 und fast 4 Jahren. Meine jüngste Tochter habe ich bislang noch nicht impfen lassen - sehr zum Leidwesen des Kinderarztes, der mich sehr aggressiv diesbezüglich bei jeder Vorsorgeuntersuchung anmahnt. Meine beiden großen Kinder sind beide geimpft und waren auch im Kleinkinderalter bis zum Schulanfang ständig krank. Von Pseudokrupp bis Neurodermitis haben wir alles durchgemacht. Auch war ich mit jedem schon mal im Kinderkrankenhaus z.B. wegen eitriger Mandelentzündung und beidseitiger Lungenentzündung. Bei meiner kleinen Tochter, sie wird im Juli 4 Jahre alt, habe ich von vorne herein erklärt, dass ich unter einem Jahr keine Impfung machen lasse. Der Grund ist, dass in meinem Bekanntenkreis eine Familie ist mit einer sehr schwer geistig behinderten Tochter und diese erst nach 8 Jahren Kampf diese Behinderung als Impfschaden anerkannt bekam. Der lange Kampf deshalb, weil man ja unter einem Jahr angeblich keinen Impfschaden feststellen könne, sondern es sich um "normale" Entwicklungsstörungen handle.

Ich habe dann viel gelesen über das Für und Wider und bin zu der Überzeugung gekommen, dass - so sagt es auch mein jetziger Hausarzt - gegen jede Erkrankung auch eine entsprechende Behandlung möglich wäre, ohne vorher zu impfen. Warum soll ich Pocken oder Kinderlähmung impfen lassen, wenn diese als ausgerottet in Europa gelten? In meinem Bekanntenkreis stelle ich fest, dass immer mehr junge Mütter ihre Kinder nicht oder nur teilweise impfen lassen. Bislang war meine Tochter noch nie ernsthaft krank! Sie hatte 2009 drei Tage lang Schnupfen und 2011 im Herbst zwei Wochen gehustet - sonst hat sie noch nie Medikamente benötigt, weil sie wirklich "pumperlgesund" ist! Deshalb fühle ich mich in meiner Einstellung bestätigt und werde auch in nächster Zeit keine Impfungen in Erwägung ziehen. Im September fängt meine Tochter im Kindergarten an. Bei meinen zwei großen Kindern wäre es ein echtes Problem gewesen, sie ungeimpft dort anzumelden. Seinerzeit hat der Kindergarten darauf bestanden. Jetzt unter neuer Führung ist dies kein Problem mehr. Mein Arbeitskollege hat seinen 2jährigen Sohn auch noch nicht impfen lassen und sagt selber, dass der Kleine fast nie krank ist, und wenn, dann höchstens Schnupfen.

Ich selber bin auch - außer gegen Kinderlähmung, Tetanus und Pocken - nicht geimpft, weil das damals auch nicht üblich war. Ich bin als Kind an Masern, Röteln, Windpocken erkrankt und habe diese Krankheiten auch überstanden. Lediglich Mumps habe ich erst im Alter von 18 Jahren bekommen und hatte damals sehr lange damit zu kämpfen und war wirklich sehr schlimm krank."

Diskussion bringt nichts

„Mein Sohn wird jetzt 4 Jahre. Er war noch nie krank. Was ist ein Kinderarzt? Ich habe keine Ahnung, denn ich habe ihn nie gebraucht.

Er ist ein fröhliches, ausgeglichenes Kind. Wutanfälle sind bei ihm so gut wie keine aufgetreten. Er hat sich zeitgemäß entwickelt. Er ist sowohl sprachlich, wie auch motorisch und geistig seinen Alterskollegen voraus.

Ich habe mir für die U-Untersuchungen einen Allgemein-Arzt mit homöopathischer Ausrichtung gesucht. Dieser hat die U-Untersuchungen bei meinem Sohn durchgeführt. Somit habe ich keine Diskussionen wegen meiner Impfentscheidung führen müssen.

Unser Kindergarten hat mir keine Probleme gemacht. Am schwierigsten war für mich anfangs der Umgang mit meiner Umwelt. Hier habe ich die Erfahrung gemacht, dass

Diskussionen nichts bringen. Ich stelle meinen Standpunkt kurz und knapp dar.

Ich stehe inzwischen 100% hinter meiner Entscheidung. Ich respektiere auch die Entscheidungen der Eltern, die Ihr Kind impfen. Denn letztendlich treffen die Eltern nur die Entscheidung zwischen: Trage ich die Folgeschäden jeder Impfung oder trage ich das Risiko, an der Krankheit zu erkranken. Was richtig oder falsch ist, was besser oder schlechter ist, das weiß NIEMAND.

Ich hoffe von ganzem Herzen, dass mehr Menschen den Mut haben, Wege zu gehen, die bisher niemand gegangen ist."

Heilfroh über meine Entscheidung

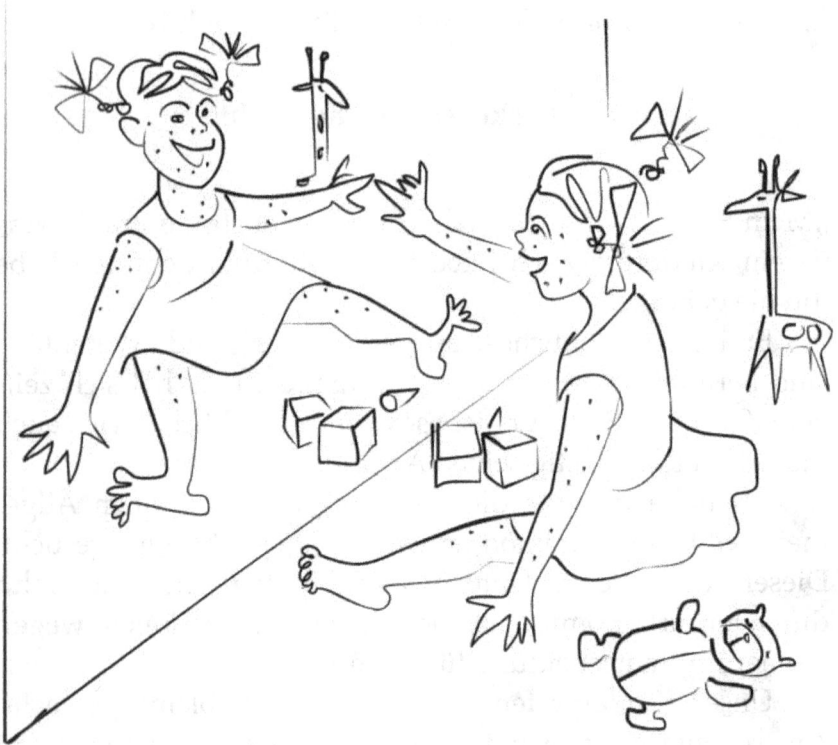

„Gerne möchten wir noch etwas zum Thema Impfungen loswerden, denn wir halten es für sehr wichtig, dass die Menschen immer wieder darüber informiert werden, was sich in Wirklichkeit abspielt.

Über unsere fast 3 Jahre alte Tochter gibt es folgendes zu sagen: Fiona ist aufgeweckt, spricht alles und deutlich (und auch schon sehr früh), ist seit eineinhalb Jahren windelfrei, ist fit und munter und kerngesund, und wenn sie kränkelt, dann immer als Resonanz auf vitalstoffarmes Essen. So hatte sie mit etwas über einem Jahr "Röteln"-Symptome für ca. 3 Tage und mit ca. zweieinhalb "Scharlach"-ähnliche Symptome, jedes Mal zwar mit Fieber, wobei sie aber fast immer genauso lebhaft war, wie sonst auch. Nach den durchgemachten Krankheiten, konnten wir feststellen, dass sie jedes Mal einen Entwicklungssprung machte.

Wir sind heilfroh über unsere Entscheidung, unsere Tochter ungeimpft zu lassen, denn nicht zuletzt im Vergleich mit geimpften Kindern, sondern auch am Beispiel unserer zwangsgeimpften Milchkuhherde, sehen wir täglich, was die Impfstoffe doch für Schäden anrichten können. Dazu ein kurzer Bericht:

Seit der ersten "Blauzungenimpfung" 07/08 haben wir dramatische Verluste unter unseren Milchkühen und Jungtieren zu verzeichnen. Abgesehen von den zurückgebliebenen Knubbeln an der Injektionsstelle am Hals, können wir über folgende, wirklich schwere Schäden berichten:

Kühe liegen morgens tot im Stall, totgeborene Kälber, lebende Kälber mit deformierten Körpern (z.B. ohne Anus, mit deformierten Wirbelsäulen oder Beinen - Einschläfern leider unumgänglich!), Schwergeburten, Gebärmuttervereiterungen, Labmagenverlagerungen, Kühe und sogar Kälber mit eitrig entzündeten und offenen Gelenken, Zwischenklauenerkrankungen und schwere Euterentzündungen - insgesamt häufig derart heftige Krankheitsverläufe, dass die Tiere trotz guter medizinischer Versorgung und stellenweise Betreuung durch 4 (!) Tierärzte nicht mehr genesen konnten.

Außerdem gab es mehrere Fälle von schwersten neurologischen Defekten bei einigen Jungrindern (ca. 8-9 Monate alt), die innerhalb von 3-4 Tagen unaufhaltbar bis zum Tode fortschritten und Ähnlichkeit mit den Symptomen aufwiesen, die man BSE zuschreibt (Schwermetalle im ZNS?).

Dies waren nur die schlimmsten Fälle, doch insgesamt lässt sich feststellen, dass die harmloseren „Wehwehchen" von einst, seit der Impfung in Häufigkeit und Intensität drastisch zugenommen haben. Mittlerweile sind wir an einem Punkt angekommen, wo wir glauben, es wieder einigermaßen "im Griff" zu haben, aber die Tiere sind offensichtlich über Generationen hinweg geschädigt. An uns und unseren Kühen hat die Pharmaindustrie in den letzten Jahren sicherlich gut verdient!

Offenbar hat man dem Kind nun einfach einen neuen Namen gegeben und schiebt die entstandenen Schäden in Schaf-, Ziegen- und Rinderherden dem sogenannten "Schmallenberg-Virus" zu! (Fragt sich, wann die nächste Zwangsimpfung auf den Plan gerufen wird.)

Es ist uns rätselhaft, wie man diese Zusammenhänge übersehen kann, besonders wenn man die betroffenen Lebewesen ständig um sich hat und sie beobachtet. Der Wahnsinn muss ein Ende haben! Menschen, werdet wieder mündig und verantwortungsbewusst!"

Impfen, ein grosser Irrtum

„Unser Sohn ist 4 Jahre alt und unsere Tochter ist 2 Jahre alt. Wir haben uns vor der Geburt unseres Sohnes, mit dem Thema Impfen sehr genau auseinandergesetzt. Wir haben viele Bücher gelesen und mit Ärzten gesprochen. Es wurde uns sehr schnell und eindeutig klar, das Impfen ein großer Irrtum und sehr gefährlich ist und die meisten Ärzte keine Ahnung vom Impfen haben und deren Auswirkung auf den

Körper. Es wird von den Ärzten und der Gesellschaft zu sorglos mit dem Medikament Impfstoff umgegangen.

Deswegen sind unsere beiden Kinder komplett unge-impft. Unsere Kinder wurden beide 11 Monate gestillt und werden ausschließlich mit Naturheilkunde, Homöopathie und Osteopathie behandelt.

Es gab auch keine Gaben von Vitamin K oder Vitamin D nach der Geburt usw..

Meine Kinder und ich sind Vegetarier. Unser Sohn bekommt gelegentlich 40°C Fieber, welches von uns beo-bachtet, aber nicht gesenkt wird. Er fiebert eine Nacht und am nächsten morgen ist er wieder fit. Wenn er krank ist, z.B. mit Brechdurchfall, dann schläft er sehr viel, isst kaum, trinkt Wasser und ist dann nach ein paar Tagen wieder ge-sund.

Unserer Tochter hatte der Neurodermitis-Juckreiz schon sehr zu schaffen gemacht, wir haben eine sofortige Behand-lung durch einen Homöopathen angefangen und nach 7 Monaten war ihre Haut komplett geheilt. Beide Kinder haben beim 3-Tage Fieber viel geschlafen und nach Abklin-gen des Fiebers und des Hautausschlages war alles wieder in Ordnung. Beide Kinder hatten nach durchgestandenem Fieber einen deutlichen Entwicklungsschritt gemacht... Sie konnten besser sprechen, besser laufen usw..

Unser Sohn hatte bereits: zweimal Brechdurchfall-Virus, behandelt mit (homöopathisch Arsenicum Album C30), ein-mal 3-Tage Fieber, einmal virusbedingte Mittelohrentzündung (war mit Otovowen nach 2 Tagen wieder gesund), in den Wintermonaten mehrmals Schnup-fen und Husten.

Unsere Tochter hatte bereits: vom 4. bis 11. Lebensmonat starke Neurodermitis (vom Vater), Behandlung durch einen Homöopathen - ab 1. Geburtstag vollständig gesunde Haut, einmal Drei-Tage Fieber, einmal Brechdurchfall-Virus, be-handelt mit Homöopathie, in den Wintermonaten mehrmals Schnupfen.

Mein Mann und ich sind als Babys vollständig geimpft worden: Mein Mann hatte nach der Impfung mit 4 Monaten eine starke Neurodermitis bekommen, die er bist heute in abgeschwächter Form noch hat. Er hat bis heute zahlreiche Allergien. Und er hatte einige Kinderkrankheiten bekommen, obwohl er geimpft worden ist. Mumps sogar zweimal.

Ich habe seit meinen Impfungen im Kleinkindalter Kopfschmerzen und Migräne. Die Migräne verschwand erst nach einer Entgiftung beim Heilpraktiker. Mit ca. 10 Jahren hatte ich 2x eine seltsame eitrige Zyste am Hals, die operiert worden ist. Ich hatte auch einige Kinderkrankheiten, obwohl ich geimpft war...In unserem Bekannten und im Freundeskreis gibt es leider einige geimpfte Kinder...(einige konnte ich jedoch vom Nicht-Impfen überzeugen), diese klagen über viele Gesundheitsbeschwerden, wie ständige Mittelohrentzündungen, die fast immer mit Antibiotika behandelt werden. Oder ständige Lungenentzündungen, die u.a. mit Kortisoninhalationen behandelt wurden. Auch ziehen sich fieberhafte Erkrankungen ungewöhnlich lange und komplikationsreich hin.

Unsere Entscheidung, nicht zu impfen, wurde von unserer Kinderärztin nach anfänglichem Zögern akzeptiert und wir haben keine Probleme mit ihr.

Unser Sohn geht in einen Waldorf Kindergarten, wir haben nie Probleme mit dem Nichtimpfen gehabt. Meiner Familie haben wir das nie gesagt, dass unsere Kinder nicht geimpft werden, denn sie würden das niemals verstehen und würden uns als verantwortungslos bezeichnen.

Es hatte bis jetzt auch nie jemand nachgefragt... weil Impfen ja "selbstverständlich" ist! Ich kann nur sagen: Nicht zu Impfen war eine der besten Entscheidung, die wir für unsere Kinder und für uns getroffen haben."

Warum sind Deine Kinder so gesund?

„Vorgeschichte: Ich selbst, die Mutter, Jahrgang 1971, wurde standardmäßig durchgeimpft, erhielt aber noch eine Reihe von Zusatzimpfungen, da meine Eltern mehrere Fernreisen mit mir unternahmen. Das waren z.B. Cholera und Gelbfieber, wahrscheinlich auch Hepatitis.

Im Laufe der Jahre verlor ich die Fähigkeit zu fiebern und hielt dies für ein Zeichen besonders guter Gesundheit. Dafür stellten sich über Jahre immer wiederkehrende Nebenhöhlenentzündungen ein, später wurden diese von regelmäßigen Mandelentzündungen abgelöst. Antibiotika wurden wiederholt eingesetzt und halfen schnell und regelmäßig.

Der Dammbruch erfolgte 2005, im Jahr der Geburt unserer Tochter. Als diese ca. 8 Monate alt war, erkrankte ich im Urlaub an einer schweren Erkältung. Wieder halfen Antibiotika. Aber ab da traf mich ca. alle 2 Monate ein neuer Infekt - ohne Fieber und ohne die Fähigkeit, die Krankheit selbst zu bewältigen. Jedes Mal bekam ich Antibiotika, manchmal mehrfach hintereinander verschiedene Präparate. Nach einem Jahr ständiger Medikamenteneinnahme und Rückfälle stand für mich fest, so konnte es nicht weitergehen.

Als Hebamme hatte ich inzwischen Dr. Graf und die Homöopathie kennen gelernt. Meine Krankenkasse zahlte die Behandlungen einer homöopathisch arbeitenden Ärztegemeinschaft in Frankfurt, so dass ich nach zwei eher unbefriedigenden Versuchen bei Heilpraktikern dorthin wechselte. Fortan begann der gesundheitliche Aufstieg. Keine Antibiotika mehr seit 2006 - es gelang uns, alle Krankheiten mittels Homöopathie zu bewältigen und auch die Fähigkeit zu fiebern stellte sich wieder ein. Inzwischen bin ich überhaupt nur noch selten krank – obwohl ich inzwischen drei kleine Kinder habe - und wenn, reichen manchmal auch etwas Schlaf und Auf-sich-achten, um wieder fit zu werden.

Die Kinder: Meine Familie ist im Laufe der Jahre komplett zu dieser Praxis gewechselt. Das liegt unter anderem daran, dass ich nach mehreren Fortbildungen bei Dr. Graf die Kinder nicht mehr standardmäßig durchimpfen lassen konnte und wollte. Diese Entscheidung wird sowohl von unserem Kinderarzt als auch von unserer Hausärztin akzeptiert und mitgetragen. Dafür danke ich ihnen aus tiefstem Herzen.

Damals hatten wir uns zunächst für eine Dreifach-Impfung entschieden: Polio-Tetanus-Diphtherie, die unsere Tochter mit einem halben Jahr erhalten sollte. Der Kinderarzt teilte mit, die gebe es für kleine Kinder nicht. Er empfahl die 6-fach Impfung. Wir berieten neu, lasen in Impfbüchern von Dr. Hirte und Dr. Graf, im Internet und holten uns Rat bei anderen kritisch eingestellten Eltern. Am Ende entschieden wir uns für eine Tetanus-Impfung mit einem Jahr. Der Kinderarzt raunte uns zu: Wenn Sie sonst nichts impfen, brauchen Sie auch Tetanus nicht impfen. Wir schauten ihn erstaunt an, gingen nach Hause, stürzten uns erneut ins Internet und lasen alles über Tetanus. Danach entschieden wir, das Kind vorerst ungeimpft zu lassen.

Unsere Tochter entwickelte sich großartig. Um uns herum explodierte die Zahl der Kinder mit Scharlach, Mittelohrentzündungen, geplatzten Trommelfellen, Bronchitiden, Pneumonien, Asthma, Rota-Viren, Krupphusten, etc.. Unser Kind blieb gesund, obwohl es ab einem Jahr in eine Krabbelstube, später in den Kindergarten ging und jetzt in den Grundschulhort geht. Genauso verlief es bei unseren Söhnen.

Mit „gesund" meine ich: alle drei Kinder hatten eine überschaubare Zahl an Krankheiten, die stets aus eigener Kraft und/oder mit Hilfe homöopathischer Unterstützung im Laufe weniger Tage bewältigt werden konnten. Keine

Mittelohrentzündungen, keine Lungenentzündungen, keine Bronchitis. Kein Scharlach, obwohl ständig Scharlachfälle in den Betreuungseinrichtungen der drei Kinder auftreten. Nicht einmal Windpocken oder Läuse, die auch immer wieder im Kindergarten und Hort kursieren.

Andere Mütter fragten mich neidisch: Wieso sind Deine Kinder so gesund? Den meisten verriet ich die Antwort nicht, da ich Angst hatte, als verantwortungslose Rabenmutter an die Wand gestellt zu werden. Meine Schwiegereltern haben ein großes Problem mit unserer Entscheidung und ich befürchte, dass es auch manchen Freunden und Bekannten so gehen würde - nicht alle sind „eingeweiht". Die Kita-Leitungen wissen Bescheid; die hiesige Hortleiterin hat ein langes, konstruktives und offenes Gespräch mit mir geführt, was ich ihr hoch anrechne.

Immer wieder fragen wir uns, ob wir einen Teil der Impfungen nicht vielleicht noch machen lassen sollten. Sei es wegen des gesellschaftlichen Drucks, sei es wegen der unwahrscheinlichen und umstrittenen Krankheits- bzw. Ansteckungsgefahr. Bislang hat sich das Immunsystem unserer Kinder ungestört entwickeln dürfen und uns dafür mit einer 90% krankheitsfreien (Klein-)Kinderzeit belohnt, wie sie die wenigsten Kinder unserer Freunde, Bekannten und Nachbarn hatten. Für die meisten sind 2-3 Antibiotika pro Jahr die Normalität. „In den ersten Jahren sind Kinder halt ständig krank", höre ich oft, „vor allem, wenn sie öffentlich betreut werden."

Meine Kinder sind es nicht. Sie haben auch keine Antibiotika gebraucht. Sie werden in drei verschiedenen Einrichtungen unterschiedlichster Größe betreut (mein mittlerer Sohn ist eines von über 60 Kindern), sie spielen im Dreck, sind viel draußen, machen Sport, essen Süßigkeiten, haben aufgeschrammte Knie, Beulen, Stiche und Platzwunden – eben ganz normale Kinder.

Als unser mittlerer Sohn Polypen bekam, sammelte sich über lange Zeit unbemerkt Wasser in seinen Ohren. Der in

Frankfurter Elternkreisen bekannte Kinderarzt bemerkte anerkennend: „Ihr Sohn muss ein ausgezeichnetes Immunsystem haben, dass er trotz dieser Schleimansammlung keine Mittelohrentzündung bekommen hat." Meine homöopathische Hausärztin sagte: „Die meisten Kinder haben starke Schmerzen, wenn eine Diagnose dieser Art vorliegt."

Dem Schulmediziner sagte ich nicht, was ich für die Basis dieses „ausgezeichneten Immunsystems" hielt. Konsequenz war jedenfalls, dass mit einer OP trotz der massiven Wasseransammlung gewartet werden konnte. Am Ende des Sommers waren das Wasser bzw. der Schleim resorbiert worden, der Patient gesund und der Kinderarzt zufrieden.

Solche und andere Erlebnisse und auch die Erfahrungsberichte von Eltern, die schon große ungeimpfte Kinder haben, haben bislang dazu geführt, dass wir uns immer wieder gegen das Impfen entschieden haben. Wir haben Angst vor den Nebenwirkungen und noch viel mehr vor unvorhersehbaren Folgeschäden, die dann kein Experte mehr der Impfung zurechnet.

So erlebte meine Freundin in Hamburg, die ihr Kind auf mein Anraten ein Jahr lang nicht impfte, wie es gesund und unbeschwert aufwuchs. Mit einem Jahr kam dann die erste 6-fach-Impfung. 48 Stunden später lag das Kind auf der Intensivstation, der erste von drei Aufenthalten. Niemand glaubte, dass die Impfung damit zu tun haben könne. Auch andere Freunde, die ein ungeimpftes gesundes erstes Jahr hatten, fanden sich ab der ersten Impfung in regelmäßigen Abständen in den Notfallambulanzen wieder. Niemand sah einen Zusammenhang mit der Impfung.

Ergänzend möchte ich noch sagen, dass ich von Dr. Graf aber auch andere Vorschläge aufgegriffen habe: den Umgang mit Fieber zum Beispiel halte ich für essentiell. Wer Fieber sofort senkt und für einen Feind, statt für ein wichtiges Werkzeug des Körpers hält (das kann man auch in schulmedizinischen Büchern nachlesen!), wird Probleme haben, Krankheiten erfolgreich zu meistern. Auch behalte ich die Kinder strikt im Haus, wenn sie Fieber haben, wie es Dr. Graf empfiehlt. Ich sehe ständig Kinder, die mit Fieber draußen herumgefahren werden mit dem Kommentar: „Der Kinderarzt hat gesagt, das schadet nicht." Dem kann ich mich nicht anschließen.

Auch die Einschätzung von Kuhmilch, die von der TCM und anderen Ernährungsrichtungen geteilt wird, habe ich übernommen und meine Kinder nie zum Kuhmilchtrinken gedrängt (wenn auch nicht kategorisch verboten). Wie die meisten Hebammen habe ich sie lange gestillt, aber im Gegensatz zu anderen Hebammen bin ich keine Stillfanatikerin. Ich kann durchaus verstehen, wenn eine Frau im Einzelfall nicht stillen kann oder will. Heutzutage wird oft so getan, als entscheide das Stillen über alles; dass es das allein nicht ist, haben mich meine Erfahrungen, die ich hier geschildert habe, gelehrt. Wenn eine Frau sich mit dem Stillen also richtiggehend quält, nur damit das Kind auf jeden Fall gesund aufwächst und sie sich als gute Mutter fühlen kann, dann aber nach 2 Monaten der immense Impfcocktail in das Kind „reingeschossen" wird, fehlt mir das Verständnis.

Die Kinder aus meinen Wochenbettbetreuungen möchte ich am liebsten davor bewahren. Aber Eltern, die das Beste für ihr Kind wollen, sind in der Regel zu 100% davon überzeugt, das Impfen sinnvoll und notwendig ist. Wenige sind bereit, die viel beworbenen Schutzimpfungen zu hinterfragen bzw. sich überhaupt selbst zu informieren. Das macht Mühe, Angst und Unsicherheit. Wesentlich leichter ist es, dem Kinderarzt zu vertrauen und es so zu machen, wie es alle machen.

Denjenigen, die einen alternativen Weg in Betracht ziehen, biete ich über das Wochenbett hinaus meine Unterstützung und Beratung an, weil ich weiß, wie wichtig es ist, sich gegenseitig den Rücken zu stärken."

Ein Buch nach dem anderen

„Also ich habe zwei Mädchen. Die Große ist 2,5 Jahre, die kleine 6 Monate alt. Beide Kinder ungeimpft. Bis jetzt müssen wir wirklich sagen, war es die beste Entscheidung.

Als unsere Große zur Welt kam und bald darauf die ersten U´s ins Haus standen, machte ich meine ersten schlechten Erfahrungen. Ich hatte Termin zur U3 beim Kinderarzt. Die Schwester gab mir einen Zettel in die Hand und sagte mir, ich sollte ankreuzen, ob bei der nächsten U die 5-fach Impfung oder 6-fach Impfung gemacht werden sollte. Sie sagte mir, sie müsse schnell schauen, bei welcher KK wir wären, ob diese die Kosten übernehmen. In meiner Unwissenheit meinte ich nur, na wenn dann alles. Sie sagte dann, dass sie uns Paracetamolzäpfchen gleich mitgäbe für den Fall, es würde anfangen zu fiebern. Die Stelle könnte anschwellen und das Kind weinerlich sein. Dann kam ein Satz, den werde ich wohl nicht vergessen. Sie meinte, sie könne nicht verstehen, wie Eltern ihre Kinder nicht, bzw. erst später impfen lassen, denn das würden sich die Kinder merken, und dann nicht mehr gerne zu ihnen kommen. Damals für mich verständlich. Ich unterschrieb und mein Mann nickte mir zu.

Einige Tage später besuchte uns unsere Hebamme. Sie meinte zu uns, wir sollten uns doch mal mit dem Thema Impfungen näher beschäftigen, sie würde uns mal ein Buch da lassen. Von da an fingen wir an, zu lesen und zu überlegen. Ihre Empfehlung: das Kind erst mit 6 Monaten impfen zu lassen, aber nur gewisse.

Ich las ein Buch nach dem anderen. Mein Cousin, selbst zwei Kinder, hatte mir geraten, mal bei Google das Thema "Impfschäden" zu googlen. Auch dies taten wir sehr gewissenhaft. Von da ab beschlossen wir das Thema Impfungen "nach hinten zu verschieben".

Die nächste U stand wieder an. Man kann sich nicht vorstellen, wie ich da rund gemacht worden bin. Der Arzt erzählte mir, wie verantwortungslos ich doch bin, ich sollte mir genau überlegen, was ich da tue. Wenn mein Kind anfangen würde, zu krabbeln, und es sich etwas einziehen würde, würde es Tetanus bekommen und auch Hepatitis wäre ein absolutes MUSS.

Mein nächster Schritt war, ein neuer Kinderarzt muss her und nach langer Suche bin ich nun endlich da, wo ich immer sein wollte. Wir sind in den knappen 2 1/2 Jahren auf sehr viel Kritik gestoßen, haben Misstrauen erhalten und vor allem hatten wir sehr viele Diskussionen auch innerhalb der Familie (meinem Mann seine Schwester und Schwager sind Zahnärzte). Wir haben aber den Vergleich. Ihr Cousin, ebenfalls das selbe Alter, hatte komplett alle Impfungen, seine zwei Brüder, der Große 10 Jahre, der Mittlere 6 Jahre alt, ebenfalls komplett durchgeimpft, sind nur krank!

Der Kleine hat ständig Erkältung, Mittelohrentzündung, und hat schon etliche Antibiotika-Behandlungen hinter sich. Unsere zwei sind bis jetzt Antibiotika-frei! Der Große hat nun Verdacht auf ADS. Der Mittlere ist ein Integrationskind. Er hört wohl Geräusche, die andere nicht hören können. Beide sind auch ständig krank. Wir behandeln unsere Kinder nur homöopathisch. Wir lassen sie Fiebern bis 39,8, versuchen stets, mit Wadenwickel oder Belladonna entgegen zu wirken.

Ich kann wirklich sagen, wenn meine zweimal Erkältung haben, dann sprechen wir von 2 Tagen (!) Nase laufen und das war's. Kenne bis jetzt nichts anderes und darauf bin ich stolz. Versuche nicht, andere Menschen zu zwingen, sondern versuche ihnen klar zu machen, dass dies der bessere Weg ist, jedoch muss dies jeder selbst entscheiden und somit mit den Konsequenzen leben. Ich bin der Meinung AUFKLÄRUNG ist, wenn es um dieses Thema geht, total untergeordnet und wird tot geschwiegen!!!

Die Große kommt mit drei dann in den Kindergarten,

davor war sie zu Hause, bin gespannt, ob es da noch Diskussionen geben wird, aber ich bin guter Dinge.

Die Kleine hatte jetzt das Dreitagefieber, sie hatte 4 Tage lang 39,6 Fieber, habe kein Fiebermittel gegeben und auch sonst nix, es war zwar schwer für uns, da es ihr wirklich nicht gut ging, aber ich bin im nachhinein stolz darauf, dass wir es auch so geschafft haben und ich würde es jedem empfehlen, sich mit dem Thema sehr genau auseinander zu setzen!

Meine Buchempfehlungen vor jeder Impfung: Die Impfentscheidung: Ansichten, Überlegungen und Informationen - vor jeglicher Ausführung von Friedrich P. Graf, Nicht impfen - was dann? von Friedrich P. Graf, Impfen Pro & Contra: Das Handbuch für die individuelle Impfentscheidung von Martin Hirte, Erfahrungen eines Gutachters über Impfschäden in der Bundesrepublik Deutschland von 1955 - 2004 von Wolfgang Ehrengut, Krankheit als Sprache der Kinderseele: Be-Deutung kindlicher Krankheitsbilder und ihre ganzheitliche Behandlung von Ruediger Dahlke und Vera Kaesemann, Impfungen, der unglaubliche Irrtum von Fernand Delarue, Simone Delarue und Beate Bölter, Impfen: Das Geschäft mit der Angst von Gerhard Buchwald und Impfen: Wissen, was stimmt (HERDER spektrum) von Friedrich Hofmann. Ich habe alle Bücher gelesen, beide Seiten somit genau kennen gelernt und denke, dies sollte jeder tun, denn Aufklärung bei den Ärzten, die nur Geld verdienen wollen, ist absolut rar."

Entscheidung der Eltern

„Meine noch ungeimpfte Tochter wird nun 3 Jahre alt. Leider ist es für mich schwierig, mein Kind noch länger ungeimpft zu lassen, weil mein Lebensgefährte gegen das "Nicht-Impfen" ist und bald mit ihr zum Arzt gehen möchte. Bis auf meinen Bruder, der auch Impfgegner ist, sind in der

Familie alle anderen leider für das Impfen, weil sie sich meiner Meinung nach gar nicht mit dem Thema "Nicht-Impfen" oder Impfschäden auseinandersetzen wollen und auf althergebrachte Muster zurückgreifen, da es ja "schon immer" so gemacht wurde und es anderen ja offensichtlich "auch nicht geschadet" hat.

Nun zu meiner Tochter: Sie ist ein sehr aufgewecktes, kluges Kind. Sie hat mit 18 Monaten schon 3-Wort-Sätze gesprochen und hat eine tolle Auffassungsgabe. Bisher (toi, toi, toi, auf Holz geklopft) hatte sie nur einige Infekte im Jahr, einmal mit 8 Monaten angeblich eine Mittelohrentzündung, da war ich leider nicht persönlich mit beim Arzt. Soll wohl aber gewesen sein und einen Magen-Darm-Infekt.

Mein Sohn ist 5 Jahre alt. Er wurde leider (im Nachhinein ist man immer schlauer) geimpft mit 7 Monaten (Tetanus-Diphterie-Polio)+ 2 Wiederholungsimpfungen und mit 15 Monaten (eine ziemlich unüberlegte Sache) MMR, aber nur einmalig. Er hatte bisher schon einige Mittelohrentzündungen, einige Infekte im Jahr, sehr empfindliche Haut, Allergie auf Herbstmilben, dreimal Urtikaria, die aber schnell wieder verschwand, dreimal hintereinander Scharlach (meine Tochter hatte sich nicht einmal angesteckt), dreimal Magen-Darm-Infekte und Sonnenallergie. Sonst ist er ebenfalls ein aufgewecktes Kind, manchmal etwas zurückhaltend, spricht sehr deutlich und hat ebenfalls eine gute Auffassungsgabe.

Als wir bei der allerersten U-Untersuchung mit meinem Sohn beim Arzt waren, meinte dieser nur, dass er es empfiehlt, die Kinder nicht vor dem Alter von 6 Monaten impfen zu lassen und dass ebenfalls eine 3-fach Impfung ausreichen würde. Außerdem empfahl er mir das Buch "Impfen - Pro und Contra" von Martin Hirte. Dies las ich auch. Leider war ich nun sehr verunsichert (erstes Kind, ich möchte alles richtig machen), nicht allein wegen der familiären Meinungen, welche mich zu diesem Zeitpunkt stark beeinflusst hatten. Beim Arzt hatte ich meine Überlegung, eventuell noch einen Monat zu warten, laut geäußert. Daraufhin meinte er allerdings, dass der eine Monat später oder der jetzige Zeitpunkt nichts ausmachen würde. So entschied ich mich, meinen Sohn, aber nur wie bereits be-schrieben, mit 7 Monaten impfen zu lassen.

Bei der letzten U-Untersuchung (beide Kinder waren dabei) fragte mich die Schwester nach dem Impfausweis meiner Tochter, die ja noch keinen hat. Beim Durchsehen des Impfausweises meines Sohnes wies sie mich darauf hin, dass noch die 2. MMR-Impfung fehlen würde. Ich erwiderte darauf ganz klar, dass ich es weiß und ich es so möchte. Die Reaktion darauf war eher von Unverständnis geprägt. Gesagt hat sie nur seufzend "Na gut".

Ich wollte nur noch einmal darauf hinweisen, dass unsere beiden Kinder entwicklungsmäßig ihrem Alter weit voraus sind und wir uns im Großen und Ganzen gesundheitlich auch nicht beschweren können, wenn ich da andere "Krankheitsgeschichten" von Eltern höre.

Wir sind mit einer Familie befreundet, deren beider Kinder (ebenfalls 3 und 5) auch ungeimpft sind. Soweit ich mitbekommen habe, haben sie mit den Kindern gesundheitlich auch keine großen Sorgen, bis auf die empfindliche Haut des großen Kindes. Hier sind auch beide Elternteile vom Nichtimpfen überzeugt.

Ein Fazit kann ich ziehen: Es gibt keinen nachvollziehbaren Grund für eine Impfung. Letztendlich liegt die Entscheidung bei den Eltern."

Stark unter Druck

„Wir haben 3 Kinder, meine älteste Tochter hat noch die ersten Impfungen erhalten. Die Hebamme meines Sohnes warnte mich und versorgte mich mit Infomaterial zum Thema Impfen. Darauf folgten wochen- und monatelange Diskussionen und schlaflose Nächte. In der Familie hatten

wir einen Arzt, sowie eine Mikrobiologin aus der Pharma-
forschung, so dass wir alles andere als auf Verständnis
stießen. Dennoch ließen wir keine Impfung mehr zu. Heute
sind meine Kinder 10, 8 und 6 und wider Erwarten alle am
Leben. Die beiden jüngeren sind völlig ungeimpft. Unsere
Kinder sind gesund, Infekte stecken sie gut weg, fiebern und
erholen sich bald wieder. Den Kinderarzt benötigten wir nur
für die U-Untersuchungen. Allerdings bin ich selbst klassische Homöopathin und konnte die Kinder homöopathisch
behandeln. Mein Sohn war ein Schreikind und leidet heute
unter Legasthenie (wie schon ansatzweise der Vater). Er
macht unter der homöopathischen Behandlung aber große
Fortschritte. Er brachte mich zur Homöopathie und entwickelte sich darunter sehr gut.

Zeitweise lebten wir in der Schweiz, wo ich eine of-
fenere Handhabung mit dem Impfthema erfuhr. Hier in
Deutschland werde ich von Kinderärzten stark unter Druck
gesetzt, z.T. sogar mit äußerst unschönen Drohungen
(„Dann können Sie ihr Kind auf dem Friedhof besuchen",...)
der Praxis verwiesen. Es gibt aber auch andere Kinderärzte –
nur leider nicht bei uns. Dennoch bin ich der festen
Überzeugung, die richtige Entscheidung getroffen zu haben.

Oft werde ich auf den guten Zustand unserer Kinder
angesprochen. Die vielen Erkältungen, Krankheiten, Allergi-
en kennen wir nicht. Meine Jüngste bat mich neulich, einmal
Medizin mit in den Kindergarten nehmen zu dürfen, damit
sie auch mal was nehmen darf. Im ersten Jahr meiner
homöopathischen Praxis begegneten mir bereits 2 Kinder
mit heftigen Impfreaktionen (plötzliche Sprachstörungen
eines 5-jährigen nach Tetanus-Auffrisch-Impfung und ADHS
nach mehrmaliger Impfreaktion innerhalb der Inkubations-
zeit mit Krankenhausaufenthalten). Meine Hebamme
erzählte mir, dass sie den Babys an den Augen ansehen
würde, wenn sie vom Impfen kamen. Diesen Eindruck kann
ich bestätigen. Eine Mutter erzählte mir traurig, dass ihr
Sohn mit strahlend blauen Augen auf die Welt kam, jeder

sprach sie auf die schönen Augen ihres Sohnes an. Bis zur Impfung. Er bekam Fieber und seine Augen waren nie wieder dieselben. Aber zurück zu meinen Kindern. Unsere Familie hat unsere Entscheidung respektiert v.a. weil sie sehen, wie gesund die Kinder sind. In unserer Umgebung gibt es leider noch wenig ungeimpfte Kinder, dafür umso mehr, die bereits im frühen Kindesalter wegen Allergien, Stoffwechselerkrankungen, Autoimmunerkrankungen oder ADHS regelmäßig Medikamente einnehmen müssen. Es mag Glück sein, dass unsere Kinder das nicht brauchen, es mögen die wenigen Arztbesuche und somit fehlende Diagnosen sein, aber ich glaube, es ist ihre ungestörte Lebenskraft ohne Impfbelastung und im Bedarfsfall mit homöopathischer Behandlung.

Die erste Zeit der Unsicherheit war schwer und ich verstehe alle Eltern, die dem Druck nicht standhalten. Aber es lohnt sich auf jeden Fall, sich ein eigenes Bild zu machen, sich selbst zu informieren und dann eine Entscheidung zu treffen. Irgendwann habe ich aufgehört, mit anderen über Impfungen zu reden. Der Widerstand belastete mich zu sehr. Dennoch begegnen einem immer wieder – und immer mehr Menschen, die ihre Kindern nicht geimpft haben und die gleichen Erfahrungen gemacht haben. Oder nach einem Impfschaden aufgehört haben, zu impfen. Im Kindergarten war es nie Thema. Bei der Einschulung erklärte uns sogar das Gesundheitsamt, dass ihr Job nur darin besteht, die Statistik zu führen. Bei Schulausflügen mache ich es einfach nicht zum Thema und gebe meinen Kindern statt dem Impfausweis einen Brief mit, in dem steht, dass sie nicht geimpft werden dürfen. Ich habe die Erfahrung gemacht, dass sowohl Lehrer als auch Ärzte (v.a. Krankenhaus), wenn es zum Thema wird, oft nur eine schriftliche Absicherung benötigen, um nicht zur Verantwortung gezogen zu werden."

Vom Schulbesuch ausgeschlossen

„Meine Kinder sind 18 und 11 Jahr alt und die ältere wurde mit 9 gegen Kinderlähmung (Schluckimpfung) - als einzige Impfung – geimpft (eine Cousine von mir hatte früher Kinderlähmung, daher war das für mich entspannender).

Beide sind sehr gesund, so gut wie nie beim Arzt. Meine Tochter (die 18jährige) hatte als Kind vielleicht 2-mal ganz kurze Infekte, kurz Fieber und war dann wieder gesund und mit 3 oder 4 eine Zeitlang Husten (eventuell Keuchhusten), der aber ohne Behandlung wieder wegging. Seit Jahren hat sie gar nichts mehr. Mein Sohn hatte mit 8 Ringelröteln und ansonsten auch nichts Nennenswertes, die letzten 3 Jahre auch gar nichts mehr. Beide brauchten noch nie Antibiotika oder sonstige Medikamente.

Schwierig finde ich manchmal die Reaktion der Außenwelt. Er hat sich vor einem halben Jahr in den Finger geschnitten und wir waren im Krankenhaus zum Verbinden und die Reaktion dort war natürlich wenig verständnisvoll. Dass ich ihn nicht impfen lassen wollte, wurde ausdrücklich vermerkt und ich wurde immer wieder darauf angesprochen.

Und als es 1-2 Masernfälle gab an der Schule, wurde er per Gesundheitsamt vom Schulbesuch ausgeschlossen. Ich erinnere mich nicht mehr, wie lange, vielleicht 2 oder 3 Wochen - es ging rum. In der Verwandtschaft haben wir auch jemanden, der immer wieder Artikel pro Impfen mitgebracht hat (inzwischen hat er es - glaube ich - aufgegeben).

Insgesamt eine sehr positive Erfahrung - abgesehen von bestimmten Erfahrungen mit Ärzten und Co. Im Krankenhaus würde ich heute vielleicht einfach sagen, er ist geimpft und fertig."

Impfung - nein danke

„Unsere Tochter (8 ½ Jahre) bekam mit 1 ½ Jahren eine Tetanusimpfung, doch die zwei Impfungen die folgen sollten, haben wir glücklicherweise soweit raus gezögert, bis wir uns umfassend mit dem Thema IMPFEN JA oder NEIN auseinandergesetzt hatten. Dann war klar: Impfung - nein danke. Die „Vergiftung" und Beeinträchtigung im Gehirn, bzw. dem Körper wollten wir unseren Kindern nicht antun. Zumal die Wirksamkeit von Impfungen scheinbar niemals wirklich nachgewiesen werden konnte. Was uns beruhigt, war die Tatsache, dass die Krankheiten, die die Kinder bekommen könnten, auch bestens homöopathisch behandelt werden konnten, wenn sie denn dann mal auftauchen...

Ich habe Kinder, von denen ich sagen würde, dass sie bisher gesund sind (im Vergleich zu anderen Kindern).

Die Große hat in ihrer Kindergartenzeit und auch jetzt in ihrer Schulzeit niemals eine der sog. Kinderkrankheiten mit nach Hause gebracht. Ich weiß noch immer nicht, was ich davon halten soll, da durch das Durchleben der Krankheit das Immunsystem ja gestärkt wird etc. - deshalb wäre ich gar nicht so unglücklich gewesen.

Manchmal hatte ich allerdings den Eindruck, dass sie die Krankheiten „am Rande" mit mal erhöhter Temperatur oder mal leichtem Bauchweh etc. mitbekommen hat.

Lediglich einmal eine dreitägige Magen-Darm Geschichte (mit 3 Jahren) musste sie durchleiden, ansonsten ist (war?) ihr Schwachpunkt die Ohren. Wenn sie Stress hat, kann sich das in einem Anfall von Ohrenschmerzen zeigen. Doch das lässt sich, dank Homöopathie, schnell in den Griff bekommen.

Unsere Tochter ist ein aufgewecktes, intelligentes, fröhliches Kind, das uns viel Freude bereitet. Bisher haben beide Kinder noch niemals Antibiotika benötigt!

Unser Sohn (3 ½ Jahre) wurde nicht geimpft. Das erste Kindergartenjahr unseres Sohns geht zu Ende. Bisher ist er gesund bis auf einmal eine Magen-Darm „Geschichte", die im Vergleich zu anderen Kindern, bei ihm kurz und harmlos verlaufen ist. Scharlach, das mal „rumging", hat er, glaube ich, wie unsere Tochter, in absolut abgeschwächter Form durchlaufen.

Die Angabe, dass die Kinder nicht geimpft sind, verlief bei Beantragung für den Kindergartenplatz und für Einschulung problemlos. Beide sind in einer Montessori-Einrichtung. Vielleicht deshalb? Im Austausch mit anderen Müttern erfuhr ich dann doch, dass sehr viele Kinder noch voll geimpft sind."

Intensive Auseinandersetzung

„Wir haben eine inzwischen fünfjährige Tochter, die völlig ungeimpft ist. Zum Zeitpunkt der Geburt waren wir noch nicht entschlossen, bzw. zu wenig informiert, ob unsere Tochter bestimmte Impfungen irgendwann - jedenfalls nicht im Säuglingsalter - erhalten sollte.

Innerhalb des ersten Lebensjahres haben wir uns intensiv mit der Thematik auseinandergesetzt. Fazit daraus: Weder unsere Tochter, noch wir als Eltern werden uns je (wieder) impfen lassen!

Und wir sind heilfroh, dass unser Kind eine gesunde, fröhliche, sozial kompetente und reife Persönlichkeit ist. Auch sprachlich ist sie sehr gewandt. Gerne singt sie und entdeckt die Welt spielerisch und kreativ.

Es muss ihr nichts "eingetrichtert" werden, sie hat ein Interesse von innen heraus, die Welt zu begreifen. Und wenn sie lacht, was sie oft tut, dann ist es so herzlich, dass man mitlachen muss.

Es gibt nichts, worüber wir uns beklagen könnten/müssten. Wir genießen das gemeinsame Leben und haben auch keinen "Erziehungsstress".

Wir achten auf gesunde, biologische Lebensmittel, z.T. aus dem eigenen Garten. Fernsehen gibt es bei uns nicht. Gelegentlich schauen wir (im Computer) ein paar Minuten "Sendung mit der Maus". Ansonsten fragt unsere Tochter auch garnicht nach dem Fernsehen, da sie mit so vielen anderen Sachen spielen kann. Wir sind viel draußen, auch bei Wind und Wetter.

Gesundheitlich hat unsere Tochter selten Schnupfen oder Husten. Wenn sie mal Fieber hat, was ebenfalls sehr selten ist, dann schläft sie sich wieder gesund. Mit 3 1/2 Jahren hatte sie einmal eine Mittelohrentzündung. Wir begleiten alles homöopathisch oder ayurvedisch. Der Kinderarzt sieht uns nur zu den Vorsorgeuntersuchungen.

Erwähnen möchte ich noch, dass wir unzählige Male, auch von fremden Menschen, auf das strahlende Aussehen und das positive soziale Verhalten unserer Tochter angesprochen wurden und werden. Und das schon, als sie noch ein Kleinkind von 1 - 2 Jahren war.

Des öfteren haben wir erlebt, wenn wir mit unserem kleinen Kind z.B. zu einer Veranstaltung oder einem Konzert gingen, dass die Blicke der Erwachsenen zunächst sehr skeptisch waren. Innerhalb von Minuten merkten die Menschen, dass unsere Tochter ein völlig anderes Verhalten zeigt als die meisten anderen Kinder: Sie ruht in sich, ist konzentriert und aufmerksam und konnte schon als Kleinkind problemlos 1 - 2 Stunden voller Wachheit zusehen, zuhören.

Sie ist sehr kreativ und kann sich hervorragend alleine beschäftigen. Im Umgang und Spiel mit anderen Kindern gibt es keine Probleme. Mit kleineren Kindern ist sie eher fürsorglich und bedacht. Mit gleichaltrigen Kindern entdeckt sie spielerisch und frei die Welt. Und auch mit älteren Kindern kommt sie in Kontakt und es finden sich immer Möglichkeiten des gemeinsamen Spiels.

Bzgl. des Nichtimpfens unserer Tochter sind wir eher

zurückhaltend, diese Tatsache "laut heraus zu posaunen". Vor allem im Familienkreis gab es teilweise sehr heftige Kritik. Diese ist inzwischen allerdings verstummt - es gibt ja nichts, worüber die Verwandtschaft sich "beschweren" könnte.

Wenn allerdings eine gewisse Offenheit des Gesprächspartners zu erkennen ist, ergeben sich immer wieder interessante Diskussionen. Aus solchen Gesprächen wird oft deutlich, dass die Schädigungen durch Impfungen um ein vielfaches höher sind, als uns die "offiziellen" Stellen und die Mainstreammedien weismachen wollen.

Da ich beruflich mit Säuglingen und (Klein-)Kindern arbeite, bin ich ständig mit "impfgeschädigten" Kindern konfrontiert. Das, was im Allgemeinen als "Impfschaden" verstanden wird - also richtig massive Schäden oder Einschränkungen - ist ja tatsächlich nur die Spitze des Eisbergs. In Wirklichkeit sind alle geimpften Menschen (und Tiere) von einem mehr oder weniger starken Impfschaden betroffen. Wenn man sich die anatomisch-physiologischen Gegebenheiten vor Augen führt, wird klar, dass jede Impfung eine Beeinträchtigung mindestens des Gehirns zur Folge hat. Eine Encephalitis oder Encephalopathie mit - je nach Lokalisation und Ausmaß der Schädigung - unterschiedlichsten v.a. neurologischen Störungen.

Allen (werdenden) Eltern können wir nur dringend raten, sich gut zu informieren und sich nicht einschüchtern zu lassen. Es geht um die körperliche, geistige und seelische Gesundheit ihres Kindes.

Wer sich beispielsweise ein neues Auto kauft, geht ja auch nicht schnurstracks zum nächstbesten Händler und schließt den Kaufvertrag ab. Nein, er informiert sich bei verschiedenen Quellen, wägt Kosten und Nutzen ab, kalkuliert, usw.. Umso mehr sollten wir bedacht sein, so gravierende Entscheidungen wie Impfungen mit Umsicht und Bedacht abzuwägen und zu treffen."

Impfen - das Geschäft mit der Angst

„In meiner Ausbildung als Physiotherapeutin wurden wir mit einem Werbefilm der pharmazeutischen Industrie über Impfungen "aufgeklärt" und ich fand es damals toll! Vier Jahre später wurde ich zum ersten Mal schwanger und alles änderte sich, als ich das Buch von Buchwald "Impfen - das Geschäft mit der Angst" in die Finger bekam. Vom ersten Satz an war ich überzeugt, dass Impfungen ein Irrtum sind und las daraufhin viele impfkritische Bücher.

Trotzdem ließen wir unsere 1996 geborene Tochter noch gegen Tetanus, Diphtherie und Polio impfen. Die Kinderärztin machte Druck und ich besaß noch nicht genug Selbstbewusstsein, um ihr Paroli zu bieten. Unsere Tochter reagierte auf die Impfung mit massiven Schlafstörungen (vorher schlief sie bereits durch), die die Ärztin nur lapidar mit Zahnungsbeschwerden abtat. Nachdem unsere Tochter kurze Zeit später Neurodermitis bekam, gingen wir zu einem Homöopathen. Er bekam die Neurodermitis in den Griff, ohne dass wir jemals etwas anderes als Olivenöl auf ihre Haut strichen. Unsere Tochter bekam mit 4 Jahren Windpocken, die völlig unproblematisch verliefen und mit 11 Jahren Keuchhusten, der zwar anstrengend und langwierig war, aber bestimmt nicht schlimmer als die Zeit der Neurodermitis-Schübe.

Ende 2000 kam unser Sohn auf die Welt. Es war natürlich klar, dass er keine Impfung erhalten würde. Inzwischen waren wir in eine andere Stadt gezogen und hatten einen Kinderarzt gefunden, der zwar gerne impfen wollte, aber unsere Entscheidung akzeptierte und keinen Stress machte. Im Alter von 4 Wochen erkrankte unser Sohn an einer starken Bronchitis mit beginnender Lungenentzündung und musste stationär behandelt werden. Das war eher ungewöhnlich für ein voll gestilltes Kind, aber scheinbar hatte er das schwache Bronchialsystem seines Vaters geerbt. Mein Mann hatte als Kind schwerstes Asthma. Unser Sohn blieb dann auch empfindlich und hatte ab seinem 2. Lebensjahr regelmäßig spastische Bronchitis und Asthmaanfälle. Es heißt also nicht, dass ungeimpfte Kinder kein Asthma bekommen können!!! Wir blieben natürlich in homöopathischer Behandlung und seine Asthma-Karriere verlief ohne Kortison und Dauerbehandlung.

Es ist wirklich faszinierend, wie toll ein homöopathisches Mittel wirken kann. Wir haben das einige Male miterlebt, wie schlecht es unserem Kind ging und wie durchschlagend und schnell das passende Mittel geholfen hat. Andererseits möchte ich aber auch nicht auf die schulmedizinischen Medikamente verzichten: wenn unser Sohn einen akuten Anfall hat, muss er natürlich sein Asthmaspray benutzen und es ist ein gutes Gefühl, wenn man ein Kortisonzäpfchen im Kühlschrank hat, auch wenn wir es noch nie benutzen mussten. Ich finde es schade, dass es kaum möglich ist, einen guten schulmedizinischen Arzt zu finden, der unsere Einstellung zum Thema Impfungen und Homöopathie akzeptieren kann. Es bleibt ein ewiger Kampf.

Andererseits hatten wir nie Probleme in der Kita oder Schule. Es wurde nie nach einem Impfpass gefragt, weder in der Kita, noch bei der Einschulungsuntersuchung. Bei Klassenfahrten oder Zeltlager sollen wir zwar immer eine Kopie des Impfpasses mitgeben, aber ich gebe immer eine schriftliche Erklärung mit, dass unser Kind nicht geimpft werden darf. Es gab nie Probleme damit, selbst als unsere Tochter einen Unfall während der Klassenfahrt hatte und genäht werden musste.

Unser Sohn hatte ebenfalls mit 4 Jahren Windpocken und zusammen mit seiner Schwester Keuchhusten, wobei seiner sogar milder verlief, obwohl er Asthmatiker ist. Was mir noch oft auffällt ist, dass meine Kinder sehr ruhig und ausgeglichen sind. Besonders wenn ich meinen Sohn mit Gleichaltrigen vergleiche, muss ich immer wieder feststellen, dass er sozial viel reifer ist und auch irgendwie friedlicher. Niemals würde er jemand anderen körperlich angreifen und er hat oft ein starkes Mitgefühl für andere Menschen und Tiere.

Unsere Kinder bleiben auf jeden Fall ungeimpft, solange wir darüber zu entscheiden haben. Wie sie später als Erwachsene darüber denken, liegt nicht in unserer Macht, aber ich denke, wir geben ihnen eine kritische Grundhaltung mit auf den Weg. Sie haben so einige Diskussionen zwischen mir und diversen Ärzten mitbekommen und sie haben am eigenen Leib erfahren, wie toll Homöopathie wirkt. Meine Tochter ist jetzt 16 und hat sich bei der Gynäkologin auch alleine gegen eine HPV-Impfung wehren können. Darauf war ich sehr stolz."

Tetanuslüge

„Unsere vollständig ungeimpften Kinder sind Jahrgang 2004 (Mädchen) und 2007 (Junge). Wir haben bis zum heutigen Tage (Sommer 2012) keine der klassischen Kinderkrankheiten (Masern, Röteln, Mumps, etc.) mit unseren Kindern durchgemacht.

Sie machen insgesamt einen sehr aufgeweckten, neugierigen und lebendigen Eindruck auf uns. Vergleichen wir die Häufigkeit und Dauer von gewöhnlichen Infektionskrankheiten (Erkältungen, Fieber, Husten, Schnupfen, Durchfall, Erbrechen) mit Kindern aus unserem Bekanntenkreis (ausnahmslos geimpft), dann erscheint es uns, dass unsere Kinder weniger häufig krank sind und wenn, dann jedoch immer nur von relativ kurzer Dauer. Das ist aber auch nur ein subjektiver Eindruck von uns, weil wir kein Buch über die Krankheiten anderer Kinder führen. Jedoch hält sich ein Husten oder Schleim im Atemwegsbereich auch bei uns mal ein paar Tage länger. Die Kinder sind nach absehbarer Zeit jedoch wieder völlig gesundet. Wird eines der Kinder krank (so dass es sich schwach fühlt), dann bleibt es zu Hause und bekommt möglichst viel Ruhe von uns verordnet. Sämtliche Aktivitäten werden gestrichen.

Wir sind in der glücklichen Situation, dass ein Elternteil immer zu Hause anwesend ist. Meistens übernachten wir, je nach Lage, eine bis mehrere Nächte bei dem erkrankten Kind (nicht bei Husten oder Schnupfen). Das ist aber auch ein kleiner Luxus, den wir dem Kind zugestehen. Wir nehmen die Krankheit an, gehen gemeinsam durch sie hindurch und bekämpfen sie nicht mit klassischen Medikamenten. Hier und dort begleiten wir den Krankheitszustand mit homöopathischen Mitteln. Bei der Ernährung achten wir bei Krankheiten auf den Wegfall sämtlicher Milchprodukte oder andere belastende Nahrungsmittel, in denen z.B. Zucker enthalten ist. Viele Krankheiten sind auf eine Übersäuerung des Körpers zurück zu führen.

Wie schon erwähnt, haben wir noch keine der klassischen Kinderkrankheiten erlebt. Unsere Tochter hat selten eine Erkältung, Grippe oder Magen-Darm-Erkrankung.

Unser Sohn hatte mit zwei Jahren einmalig einen Fieberkrampf, einen Leistenbruch (ohne operativen Eingriff entgegen ärztlichem Rat wieder verheilt) und eine über Monate dauernde Fußpilzinfektion mit anschließender schwerer Entzündung des Fußbereichs. Wir sind erstmalig nicht mehr um die Gabe eines Antibiotikums herum gekommen. Die Haut am Fuß hat sich aber auch wieder vollständig regeneriert.

Unsere Kinder machen insgesamt einen ausgeglichenen und zufriedenen Eindruck, sind sehr viel draußen an der frischen Luft (bei Wind und Wetter) und bewegen sich viel. Digitale Medien (Computer, Fernsehen, Film) halten wir weitestgehend (mit wenigen Ausnahmen) von ihnen fern, und wir ernähren uns ausnahmslos vegetarisch, wobei ich persönlich eine vegane Ernährung noch favorisieren würde. Unsere Nahrungsmittel beziehen wir fast ausnahmslos von

Biobauern oder Biomärkten, ein gutes Wasser aus Glasflaschen. Bei der Wahl des Kinderarztes haben wir uns für einen Anthroposophen entschieden, der unsere Impfentscheidung von Anfang an respektiert hat. Er hat uns bei allen Fragen kompetent beraten, uns nicht allzu selten Mut gemacht und bestärkt, mit unseren Kindern die Krankheiten durchzustehen oder sie mit Naturheilverfahren zu begleiten. Jede Krankheit hat ihren Sinn, jedes Fieber seine Berechtigung und sollte so lange wie irgendwie möglich nicht unterdrückt werden.

Bei den Gesprächen im Freundeskreis bezüglich der Impfthematik halten wir uns weites gehend zurück und heraus. Oftmals kann unsere Entscheidung nicht verstanden werden, aber wir haben immer das Gefühl gehabt, dass man unsere Wahl respektiert und akzeptiert. Es kam nie zu Anfeindungen oder Streitigkeiten. Im Familienkreis fiel mal die eine oder andere Spitze, die wir mit Humor nahmen. Das Thema ruht aber jetzt schon seit geraumer Zeit. Wir haben unseren Standpunkt in alle Richtungen immer zurückhaltend, jedoch sehr selbstbewusst, vertreten. Im Kindergarten und in der Schule bekamen wir ebenfalls keine Probleme bezüglich unserer Impfentscheidung. Allerdings sind wir auch in einem Waldorfkindergarten und auf einer Waldorfschule. Hier ticken die Uhren ja vermutlich noch ein bisschen anders - vielleicht nicht besser, vielleicht nicht schlechter, eben nur anders.

Ich habe mit meiner Frau vor der Geburt unseres ersten Kindes intensiv über Wochen das Thema Impfen diskutiert, und dabei stellte sich eines ganz klar heraus: Impfen ist ein Spiel mit und eine Frage der Angst. Nachdem wir uns generell gegen das Impfen entschieden hatten, blieb eigentlich nur noch eine Frage im Raume stehen:

Und was ist mit Tetanus? Wenn wir schon gegen nichts impfen, aber Tetanus, das muss man doch wohl machen!!! Ich habe mich dann auch noch auf die Suche nach "dem Tetanus" gemacht. Nein, selbst Tetanus ist nach unserer

Auffassung keine Impfung, die durchgeführt werden muss. Wer sich über die Tetanusthematik einmal von einer anderen Seite her informieren möchte, dem lege ich einen Vortrag von Herrn Dr. med. Johann Loibner vom 3. Stuttgarter Impfsymposium, 12. März 2005, über Tetanus, ans Herz. Man findet diesen Mitschnitt noch hier und dort im Internet. Aber es gibt mittlerweile bestimmt noch andere gute Literatur über die Tetanuslüge. Schade, dass schon lange nicht mehr die Gesundheit des Menschen, sondern das Profitdenken von Ärzten und Pharmaindustrie im Vordergrund steht.

Ach ja, und noch etwas, das Wichtigste sozusagen: Pflegen Sie die Seelen Ihrer Kinder. Erhalten Sie sie innerlich gesund. Überschütten Sie Ihre Kinder, wann immer möglich, mit Liebe und körperlicher Nähe, sofern Sie danach verlangen. Das heißt nicht, dass es keine Regeln oder Maßnahmen zur Erziehung geben sollte. Ganz im Gegenteil haben wir unseren Kindern immer klare Grenzen gesetzt und auf die Einhaltung von Regeln bestanden. Aber Kinder leben meistens im Hier und Jetzt, sind kaum nachtragend und lieben Ihre Eltern trotz aller Maßregelungen immer wieder von neuem. Das haben wir von unseren Kindern gelernt - sie immer wieder von neuem zu lieben, keine Verfehlungen lange mit uns herum zu tragen und sie wissen lassen, dass, egal, was sie machen, sie immer von uns geliebt werden. Damit nehmen wir unsere Kinder vollständig an, wie sie uns gegeben wurden - ohne einen einzigen künstlichen Eingriff, ohne eine einzige Impfung."

Mündige Bürger

„Unsere Töchter, Sabrina und Vanessa, die heute 9 und 5 Jahre alt sind, sind beide nicht geimpft und werden ausschließlich homöopathisch behandelt. Meine Frau und ich haben uns kennen gelernt, als wir beide schon Impfverweigerer waren. Bei uns hat es somit keine nervenaufreibenden, familiären Diskussionen Pro/ Contra Impfen gegeben.

Ich komme aus den neuen Bundesländern. Dort herrschte Impfpflicht. Obwohl ich gegen alles was nur möglich war geimpft wurde, habe ich trotzdem alle gängigen Kinderkrankheiten, sogar Keuchhusten bekommen. Als Kind wurden mir die Mandeln entfernt und als Jugendlicher hatte ich enorme Probleme mit Erkrankungen der oberen Atemwege. Doch nun zu unseren Töchtern.

Beide Töchter haben bisher nur die Windpocken bekommen, die völlig harmlos und unproblematisch verlaufen sind. Sonstige Erkrankungen der oberen Atemwege und der Verdauungsorgane sind sehr selten und verlaufen ebenfalls kurz und unkritisch.

Fieber sehen wir als gesunde Abwehrreaktion des Körpers, die nicht mit Fieberzäpfchen oder Antibiotika behindert wird. Sonstige ernste Erkrankungen, wie Allergien, Neurodermitis, Schlafstörungen usw. haben unsere Kinder nicht. Unsere Kinder sind beide lebhaft und haben einen starken Willen.

Die Töchter sind in Kindergarten und Schule sehr gut integriert und haben viele Freundinnen. Die älteste Tochter spielt Schach und Klarinette. Zur Kinderärztin gehen wir mit den Kindern nur zu den U-Untersuchungen.

Unsere Kinderärztin ist im Verein „Ärzte für individuelle Impfentscheidung" und hat Verständnis für unsere Position. Vor unserem Umzug aus München war ich mit der ältesten Tochter noch bei 2 Kinderärzten in München. Natürlich wurde durch die Ärzte beim Besuch auch das Impfen thematisiert. Da ich sehr viel über die Sinnlosigkeit und Gefährlichkeit des Impfens gelesen habe, konnte ich sehr gut gegen das Impfen argumentieren, sodass das Thema Impfen relativ schnell erledigt war. Die Gespräche bei den Kinderärzten verliefen alle sehr höflich und korrekt. Dies hatte aber sicher weniger mit meinen rhetorischen Fertigkeiten zu tun, als mit der schlichten Tatsache, dass unsere

Kinder privat versichert sind und so der Kinderarzt auch das Beratungsgespräch ohne Impfung abrechnen konnte.

Während der Kindergartenzeit der ältesten Tochter wurde der Impfstatus nie thematisiert. Zur Einschulung sollte das Impfbuch vorgelegt werden, welches wir logischerweise nicht haben. Ich habe daraufhin beim Gesundheitsamt angerufen, und um Mitteilung der rechtlichen Grundlage gebeten, dass das Impfbuch dem Amt vorgelegt werden soll. Ich habe um Verständnis gebeten, dass ohne rechtliche Grundlage keine Informationen über medizinische Behandlungen einem Amt vorgelegt werden. Dies wurde anstandslos akzeptiert.

Im Kindergarten der jüngsten Tochter wurde vor geraumer Zeit im Rahmen der Masern-Hysterie ebenfalls der Impfstatus abgefragt. Diesmal hatte ich mich schriftlich ans Gesundheitsamt gewendet und wiederum um Mitteilung der rechtlichen Grundlage für die Erhebung von medizinischen Daten gebeten. Eine Antwort ist das Amt schuldig geblieben, weil es eben keine rechtlichen Grundlagen gibt. Es wichtig, als mündiger Bürger kritische Fragen zu stellen und sich nicht alles gefallen zu lassen."

Mehrfachimpfungen sind die geringere Qual

„Ich selbst bin Mutter von zwei Kindern: einen Sohn, heute 24 Jahre, bis zu seinem 4 Lebensjahr wurde er geimpft, danach nicht mehr; und eine Tochter, heute 16 Jahre, ungeimpft.

Meine Tochter wurde im September 1995 in Weimar/ Thüringen geboren. Es war eine ambulante Geburt in einem Geburtshaus. Die Impffrage hatte ich im Vorfeld mit der Ärztin und der Hebamme geklärt. In diesem Fall gab es keinerlei Diskussionen oder Erklärungsbedarf meinerseits. Das Krankenhaus-Personal hatte keine Fragen diesbezüglich gestellt. 4 Stunden nach der Entbindung bin ich mit meinem

Baby nach Hause entlassen worden. Meine Tochter wog knapp 4 kg und war 49 cm klein.

Auch mit meiner Haus-Hebamme hatte ich vor der Entbindung die Impffrage geklärt. Sie lies ihre Kinder ebenfalls nicht impfen.

Erst als die Vorsorgeuntersuchungen anstanden, gab es immer wieder Gespräche mit der behandelnden Kinderärztin. Sie wollte mir immer wieder einreden, wie wichtig doch eine Schutzimpfung sei, am besten die Mehrfachimpfungen, da würde das Kind nur einmal „gequält" und hätte alle wichtigen Impfungen auf einmal. Da ich aber sehr gut informiert war, gerade zu den Mehrfachimpfungen, lehnte ich immer wieder dankend ab. Schließlich wechselte ich die Kinderärztin, auch wegen eines Umzuges. Aber auch bei der neuen Kinderärztin kamen die gleichen Gespräche und Schuldzuweisungen zur Sprache, was ich doch für eine unverantwortliche Mutter sei und ob ich mir vorstellen könne, wie sehr ein Kind leidet, wenn es die Kinderkrankheiten durchmacht.

Schließlich war ich in der Lage, besser zu argumentieren und fragte die Ärztin, ob sie mir denn garantieren könne, dass meine Tochter keinen Impfschaden erleidet. Das konnte sie natürlich nicht. Also sagte ich ihr, dass das Risiko dann wohl 50 zu 50 steht, dass meine Tochter ohne Impfschaden davon kommt. Und dass die Konsequenzen, sollte sie doch einen Impfschaden erleiden, dann wohl bei uns, meiner Tochter und mir liegen. Ich habe ihr gesagt, dass das Risiko mir zu hoch ist und ich das Thema nicht mehr mit ihr besprechen möchte. Ich wechselte danach noch mehrfach die Ärzte!

Meine Tochter hat in ihrer frühen Kindheit ganz normale Erkältungserkrankungen durchgemacht, Windpocken, Röteln, ab und zu Durchfallerkrankungen. Da ich sowieso immer die alternative Medizin vorgezogen habe, habe ich meine Tochter ausschließlich homöopathisch bzw. mit pflanzlichen Mitteln behandelt (mit Unterstützung einer

Kinderärztin). Bis auf eine Salmonellenvergiftung, die sehr schwerwiegend war, war meine Tochter relativ gesund, bis sie 11 Jahre alt war. Kurz vor den Sommerferien wurde in ihrer Schule (Hauptschule) eine Impfkampagne durchgeführt. Die Kinder sollten gegen Mumps/Masern/Röteln und gegen Keuchhusten geimpft werden. Die Eltern mussten eine Bestätigung/Einverständniserklärung unterschreiben, damit die Ärzte in der Schule die Impfungen (unbehelligt) durchführen konnten. Natürlich habe ich diese Einverständniserklärung nicht unterschrieben. Ich war also gegen diese Impfungen. Weiter 4 Elternpaare haben ebenfalls die Impfungen abgelehnt und eine Mutter befreite sogar ihr Kind von der Schule, während die Impfungen durchgeführt wurden.

Etwa 14 Tage später, ca. 2 Wochen vor Beginn der Sommerferien erkrankte meine Tochter an einem Husten. Dieser Husten wurde von Tag zu Tag schlimmer, sodass sie nun auch nachts nicht mehr durchschlafen konnte und sehr stark hustete. Da meine Hausmittel scheinbar keine Besserung brachten, suchten wir einen Kinderarzt auf. Es wurde Hustensaft verordnet, Antibiotika lehnte ich ab. Eine Besserung stellte sich nicht ein, im Gegenteil, der Husten wurde immer schlimmer und meine Tochter weinte vor Angst und sagte mir, dass sie keine Kraft mehr hat. Ich fürchtete das Schlimmste. Nachdem wir bereits 3 Kinderärzte aufgesucht hatte, keiner helfen konnte, fand ich eine Kinderärztin, die die Kinder homöopathisch behandelnde. Sie nahm Blut ab, horchte das Kind ab, schlug ein dickes Buch auf, las darin und sagte: „Ihre Tochter hat einen klassischen Keuchhusten"! Sie hat ihr Antibiotika verordnet, die ich nun nicht mehr ablehnte und noch einige Globuli incl. Hustensaft. Wir fanden heraus, dass meine Tochter sich bei der Impfkampagne in der Schule angesteckt haben muss, es gab keine andere Erklärung. Es erkrankten weitere 3 Kinder an der Schule an Keuchhusten, die an der Impfaktion nicht teilnahmen. Insgesamt 8 Wochen dauerte der Heilungsprozess.

Meine Tochter ist gestärkt aus dieser Krankheit herausgekommen.

Grundsätzlich ist sie ein gesundes Kind. Jetzt in der Pubertät stellen sich so ein paar „Frauenleiden" ein wie unregelmäßige Periode, manchmal Unterleibsbeschwerden, Durchfall vor der Periode. Aber ich denke, das sind ganz normale Missempfindungen in dieser Entwicklungsphase.

Psychisch kann ich kein „neutrales" Urteil aufstellen. Meine Tochter hat ein Trauma bezüglich ihres Vaters. Sie hatte große Schwierigkeiten in der Schule, der Verdacht auf ADHS war auch mal Thema. Dies hat sich aber nicht bestätigt. Jetzt, wo sie langsam erwachsen wird, stelle ich fest, dass sie langsam ihren Charakter festigt. Sie bedankt sich sehr oft bei mir, dass ich ihr das mit den Impfungen „nicht angetan habe"; sie beobachtet Veränderungen bei ihren Freundinnen, die sich impfen lassen (gegen Gebärmutterhalskrebs etc.) und dass diese sich oft mies fühlen nach den Impfungen.

Meine Tochter hat sich im Vergleich zu geimpften Kindern - das sind meine Beobachtungen - schneller entwickelt, konnte schneller laufen, sprechen, mitteilen, was sie wollte.

Im Bekannten-/Freundeskreis gab es eigentlich keine negativen Erfahrungen zum Thema Impfen, da die meisten dem gegenüber ebenfalls kritisch eingestellt waren. Hier wurde meine Entscheidung, meine Kinder und auch mich selbst nicht mehr impfen zu lassen, positiv aufgenommen bzw. akzeptiert. Im Familienkreis gab es natürlich Bedenken und einige Gespräche, ob ich nicht wenigstens die „wichtigsten" Impfungen machen lassen wolle. Als ich, besonders meine Eltern, informiert habe, was Impfungen eigentlich sind, habe sie es verstanden und auch akzeptiert. Seit dem lassen sich übrigens auch meine Eltern nicht mehr Impfen.

Im Kindergarten gab es die üblichen Fragen nach dem Impfausweis. Als ich sagte, dass meine Tochter keinen besitzt, weil sie nicht geimpft ist, wurde auch das anstandslos akzeptiert und keine Fragen mehr gestellt.

Der Vergleich zum 7 Jahre älteren Bruder: mein Sohn wurde bis zum 4. Lebensjahr geimpft. Er hatte immer Reaktionen nach dem Impfen wie stundenlanges Schreien, sehr langer Schlaf, bis zu 14 Stunden, Bettnässen, Stottern durch falsche Atmung beim Sprechen, Introvertiertheit... er hat relativ spät angefangen mit Sprechen; ich bemerkte auch immer nach dem Impfen einen Entwicklungsstillstand. Es dauerte ein paar Jahre, bis er sich von diesen Entwicklungsstörungen erholte. Ich habe auch viel mit der Blutreinigung gemacht, soweit das bei einem Kind möglich ist. Heute ist er ein gesunder junger Mann, Gott sei Dank!!"

Unsere Ärztin ist Impfgegnerin

„Wir haben zwei Töchter im Alter von 1 und 3 Jahren. Beide Kinder sind nicht geimpft.

Unsere Kinder werden grundsätzlich nur homöopathisch behandelt, wenn sie krank sind. Wir sind bisher noch nie bei einem schulmedizinisch arbeitenden Arzt gewesen und wo das nächste Kinderkrankenhaus liegt, wissen wir nur vom Hörensagen.

Die Kinder im Einzelnen: Unsere Dreijährige geht seit einem dreiviertel Jahr in den Kindergarten. Vorher war sie, bis auf eine gelegentliche Erkältung nie krank. In den ersten Monaten des Kindergartenbesuches war sie oft krank: Magen-Darm-Infektion, Hand-Fuß-Mundkrankheit, Mundfäule, fiebrige Erkältungen, Lungenentzündung...

Bis auf die Lungenentzündung waren alle Krankheitsverläufe harmlos und kurz. Im Vergleich zu den anderen Kindern im Kindergarten, die z.T. über eine Woche unter Mundfäule gelitten haben, war unsere Tochter nur gering betroffen. Nach drei Tagen war alles ausgestanden und sie konnte in der Zeit auch weiche Nahrung zu sich nehmen. Die Lungenentzündung war schwerer und langwieriger.

Man muss allerdings dazu sagen, dass diese im direkten zeitlichen Zusammenhang mit dem Ende der langen Elternzeit meines Mannes nach der Geburt unserer zweiten Tochter lag. Wir sind uns alle, auch unsere Kinderärztin, sicher, dass dies die psychische Ursache war.

Schwerwiegendere Infektionskrankheiten wie Masern oder Keuchhusten hatte sie noch nicht.

Im Kindergarten hatten wir keine Probleme wegen des ungeimpften Kindes. Hier möchte man nur gerne Bescheid wissen, damit bei Verletzungen wegen einer evtl. Tetanusgefahr entsprechend gehandelt werden kann. Unsere Ärztin ist Impfgegnerin und daher hatten wir auch nie Probleme wegen unserer Entscheidung, im Gegenteil, wir haben uns diese Ärztin gezielt ausgesucht, weil wir uns in unserer Entscheidung, unsere Kinder nicht impfen zu lassen, sicher waren.

Unsere Einjährige war noch nie krank. Na ja, sie hat halt die übliche Rotznase. Sie scheint hier etwas anfällig zu sein, denn so oft, wie sie Schnupfen hat, war ihre große Schwester davon nie betroffen. Alle anderen Krankheiten, die die Große aus dem Kindergarten mitgebracht hat, hat sie nicht bekommen. Allerdings habe ich sie zu diesem Zeitpunkt auch noch gestillt (ich habe sie mit 12 Monaten abgestillt), so dass sie vielleicht deshalb verschon geblieben ist. Wobei... die Magen-Darm-Infektion hatte ich auch und sie nicht.

Grundsätzlich muss ich sagen, dass wir wenig Gegenwind bekommen haben. In meiner Familie wird unsere Entscheidung sehr unterstützt. Die Kinder meines Bruders sind auch bis auf Tetanus nicht geimpft (und dies auch nicht zum empfohlenen Zeitpunkt, sondern erst viel später). Meine Eltern teilen unsere Meinung über das Impfen. Meine Schwiegereltern konnten das allerdings nicht verstehen und jedes Mal, wenn unsere Große krank ist, haben wir wieder Ärger deswegen.

Ansonsten kann ich noch sagen, dass eine erstaunlich große Anzahl von mir bekannten Kindern ungeimpft ist.

Damit hatte ich ehrlich gesagt nicht gerechnet. Auch, dass der Kindergarten das so akzeptiert, hatte ich nicht erwartet. Und ich kann mich an nur ein einziges Gespräch mit einem anderen Vater erinnern, der mir vorgeworfen hat, ich würde die Gesundheit meiner Kinder aufs Spiel setzen. Aber deren Sohn ist oft in der Kinderklinik wegen seiner permanenten Ohrentzündungen.

Bisher sind wir mit unserer Entscheidung nach wie vor sehr zufrieden. Unsere Kinder können mit Infektionen offensichtlich gut umgehen. Ich denke auch gar nicht daran, dass sie nicht geimpft sind (außer wenn ich eine Mail von Impfschaden.info bekomme oder andere Mütter mir erzählen, dass sie wieder zum Impfen müssen), weil das für uns normal ist. Ich selbst habe einen schweren Impfschaden und werde meine Kinder einem derartigen Risiko nie aussetzen."

Unverantwortliche Mutter

„Mein Sohn ist nun 13 Monate alt und vollkommen ungeimpft. Ich hatte das Glück, Freunde zu haben, die mich am Anfang meiner Schwangerschaft auf das Impfthema und dessen Problematik aufmerksam machten, woraufhin ich mich damit auseinandersetzte. Je mehr ich darüber las, desto klarer wurde auch meine Entscheidung gegen das Impfen. Auch habe ich auf eine Vitamin K-Gabe im Krankenhaus verzichtet und stattdessen eine wesentlich niedriger dosierte Variante in Form von öligen Tropfen gewählt.

Mein Sohn war bisher noch nie krank. Ich habe leider nur vier Monate stillen können, danach bekam er Ziegenmilch, die wesentlich besser verträglich als Kuhmilch ist. Wir ernähren uns rein vegetarisch, unser "Fleisch" heißt Biogemüse, Mandelmus und Chlorella-Algen. Meine Blutwerte sind übrigens bestens!

Mein Kind ist so gesund, dass selbst unser anthroposophischer Kinderarzt es nicht glauben wollte, als ich neulich dort war, um ein Attest über den Gesundheitszustand für die Kita ausstellen zu lassen! Ich habe das Glück, dass unser Kinderarzt mich unterstützt, einzig die Tetanusimpfung wollte er mir aufschwatzen, aber das übergehe ich dann einfach. Was andere Eltern mit ihren impfbefürwortenden Ärzten mitmachen, habe ich bei der U2 im Krankenhaus erfahren dürfen, als die untersuchende Klinikkinderärztin mich regelrecht ausgeschimpft hat, da ich auf die Vitamin K Tropfen verzichtet habe. Von einer Kinderkrankenschwester wurde ich als unverantwortliche Mutter ohne jegliche Ahnung von Medizin heruntergeputzt und in einer Apotheke wurde ich fast raus gejagt, als ich von meiner Meinung übers Impfen erzählt habe. Wenn ich heute mal keine Lust auf sinnlose Diskussionen habe, halte ich einfach meinen Mund und gehe meiner Wege, denn selbst wenn ich nichts übers Impfen wüsste, hätte ich immer noch meinen Instinkt, der mir sagt, was richtig ist.

Wenn ich dann noch die Berichte der anderen Eltern lese, die weitaus ältere Kinder haben, weiß ich, dass ich alles richtig mache."

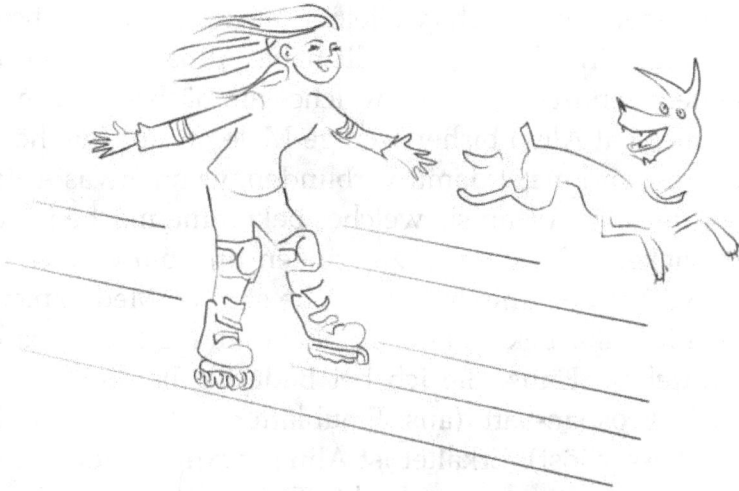

Ich war total geschockt

„Auf das Thema Impfen bzw. Nicht-Impfen hat mich meine Mutter gebracht, als ich mit Alina schwanger war. Ich wollte erst nichts davon hören, weil Impfen doch so wichtig ist, habe mich dann aber doch dazu durchgerungen, etwas über das Impfen zu lesen und war total geschockt (seitdem lese ich regelmäßig den Impf-Report). Ich wollte nicht, dass meine Tochter giftige Stoffe in ihren Körper bekommt, ich hatte Angst, dass sie am plötzlichen Kindstod stirbt oder Allergien, Asthma etc. bekommt.

Ich bereue die Entscheidung, meine Kinder nicht impfen zu lassen, in keinster Weise. Auch mein Mann und ich lassen uns nicht mehr impfen. So gesund, wie meine beiden Töchter sind keine Kinder in unserem Umfeld. Viele verwandte oder bekannte Kinder haben Allergien, Neurodermitis, Asthma, sehr starke Erkältungskrankheiten viele Male im Jahr (verbunden mit Kur-Aufenthalten) und nach Impfungen sind diese Kinder krank, bekommen Fieber, fühlen sich nicht wohl, Babys schreien und schlafen schlecht. Davon kann bei meinen Kindern keine Rede sein.

Alina wird im Oktober 8 Jahre alt, Sara wurde im Januar 4. Zunächst zu Alina: Im ersten Lebensjahr war sie kein einziges Mal krank.

Erwähnen sollte ich vielleicht auch, dass ich beide Kinder über ein Jahr lang gestillt habe. Alina bekam an ihrem ersten Geburtstag Fieber, welches am nächsten Tag weg war. Fieber hat Alina bisher wenige Male gehabt (nie höher als 40 Grad und meist damit verbunden, wenn etwas Aufregendes anstand). Wenn sie welches bekommt, mache ich ihr Wadenwickel, gebe ihr viel zu trinken und bin einfach für sie da. Sie hat noch nie irgendwelche starken Medikamente oder Antibiotika bekommen. Ich habe einige homöopathische Mittel im Haus, die ich bei Bedarf gebe. Bei Husten gebe ich Prospan-Saft (aus Efeublättern, damit sich der Schleim besser löst). Erkältet ist Alina maximal drei Mal im Jahr und dann auch nur leicht. Dabei hat sie meistens Schnupfen, Husten eher selten. Das letzte Mal war sie im März 2012 leicht erkältet. Als Alina jünger war, war sie oft krank, wenn irgendetwas außer der Reihe anstand (Geburtstag, Urlaub, Besuch etc.). Dann hat sie des Öfteren gebrochen. Das hat sich aber in den letzten zwei bis drei Jahren gebessert und es war für uns immer klar, dass das mit der Aufregung zusammenhing (mein Mann hatte auch einen nervösen Magen). Richtige Magen-Darm-Erkrankungen hat sie nur einmal im Jahr, dann auch nur für einen Tag. Alina hat noch keine Kinderkrankheiten durchgemacht. In vier Jahren Kindergartenzeit war Alina vielleicht an 10 Tagen wegen Krankheit zu Hause. In den letzten Jahren war ich mit ihr nur zu den U-Untersuchungen beim Kinderarzt und dieses Jahr einmal, weil sie einen Leistenbruch hatte, der dann auch ambulant operiert wurde. Alina geht seit gut einem Jahr in die Schule und hat auch nur an den beiden Tagen gefehlt, als sie operiert wurde.

Sara ist auch gesünder, als die meisten Kinder in unserem Umfeld, wobei sie ungefähr bis zu vier Mal im Jahr erkältet ist. Bei ihr überwiegt Husten. Das letzte Mal, dass sie Husten hatte, war dieses Jahr im März, verbunden mit leichtem Schnupfen. Vor anderthalb Jahren im Dezember habe ich ihr einen Antibiotika-Saft gegeben bzw.

verschreiben lassen. Sie quälte sich schon seit zwei Wochen mit starkem Husten und der Arzt stellte dann spastische Bronchitis und Mittelohrentzündung fest. Das war allerdings das einzige Mal, dass ich ihr ein starkes Medikament gegeben habe. Fieber hatte sie bisher auch nur selten und meist nur einen Tag lang (nicht höher als 40). Das gleiche gilt für Magen-Darm-Erkrankungen (maximal einmal im Jahr). Sara hatte beim Zahnen bisschen Probleme, will heißen, sie war meist dann erkältet, wenn wieder ein neuer Zahn kam. Ansonsten keine Krankheiten bei Aufregung wie bei Alina und bisher auch noch keine Kinderkrankheiten. In den Kindergarten geht Sara seit ihrem 3. Geburtstag und fehlte wegen Krankheit an vielleicht zwei Tagen. Zu Hause bleiben die Kinder nur bei Fieber oder wenn die Erkältung stärker ist und sie eventuell nachts nicht gut schlafen können. Zu erwähnen ist noch, dass unser Kinderarzt Anfang 2011 umgezogen ist und ich die neuen Praxisräume erst im Oktober 2011 kennengelernt habe! Unser Kinderarzt ist übrigens sehr für das Impfen. Ich komme allerdings gut mit ihm klar. Ich habe ihm meinen Standpunkt erläutert, er hat es akzeptiert und lässt mich mit dem Thema in Ruhe. Angst machen konnte er mir nicht. Angst hätte ich nur, wenn ich meine Kinder impfen lassen müsste.

Aufgefallen ist mir auch, dass sich Alina und Sara kaum bei anderen Kindern anstecken. Im Kindergarten läuft immer irgendein Kind mit Schnupfnase herum. Selbst wenn mein Mann oder ich mal erkältet sind, bleiben die Kinder trotzdem meistens verschont.

Vielleicht spielt bei der Gesundheit unserer Kinder auch eine Rolle, dass ich auf gesunde Ernährung achte, dass die Kinder viel draußen im eigenen Garten und zusammen mit anderen Kindern spielen und sie in einer liebevollen Umgebung aufwachsen. Aber der größte Aspekt bleibt wohl, dass beide Kinder ungeimpft sind und hoffentlich auch immer bleiben werden.

Jetzt möchte ich noch schildern, wie mein Umfeld auf

das Thema Nicht-Impfen reagiert. Ich muss sagen, im Großen und Ganzen wird meine Entscheidung akzeptiert. Freunde haben sich meine Meinung dazu angehört und auch, wenn sie anderer Meinung sind, ist es okay für sie und Diskussionen verlaufen so, dass man in einem vernünftigen Rahmen miteinander sprechen kann. In der Familie meines Mannes sieht es da schon ganz anders aus. Meine Schwägerinnen haben Berufe (Arzthelferin, Apotheken-helferin, Altenpflegerin), die es ihnen leider nicht ermöglichen, eine andere Meinung zu akzeptieren. Als Alina klein war und das Thema auf den Tisch gebracht wurde, konnte ich mir z.B. anhören, dass ich eine schlechte Mutter bin. Ich habe mich verteidigt, so gut ich konnte und das Thema kam nicht mehr zur Sprache. Ich verstehe nicht, dass sie so borniert sind, zumal deren Kinder ständig erkältet sind, Mittelohrentzündungen haben, ein Junge musste bereits zur Kur an die See, weil sein Husten immer so schlimm ist, dass er ohne Inhaliergerät gar nicht mehr aus-kommt. Die wundern sich noch nicht mal, dass unsere Kinder so gesund sind oder wollen es nicht wahrnehmen. Im Kindergarten dagegen hatte ich großes Glück. Es wurde zwar nach Impfungen gefragt; unser Leiter hat aber sein zweites Kind auch nicht impfen lassen, so dass ich hier nicht alleine dastehe. Auch bei der Schulanmeldung bzw. Schul-untersuchung wurde danach gefragt, aber als ich verneinte, wurde es so akzeptiert und nicht weiter nachgefragt.

Erwähnen möchte ich noch, dass ich das Gefühl habe, dass meine Kinder begabter, aufgeschlossener und sozialer eingestellt sind, als die Kinder in meinem Umfeld. Beide Mädchen lernen sehr schnell und verstehen Zusammen-hänge. Beide Kinder konnten mit drei Jahren ihren Namen schreiben und bis 20 zählen. Das Interesse für Zahlen und Buchstaben haben wir nicht bewusst gefördert, den Kindern aber immer alles erklärt, was sie wissen wollten. Alina kante, bevor sie zur Schule kam, fast das gesamte Alphabet und zählte bis 100. Das erste Schuljahr ist fast zu Ende und ich kann mit Stolz behaupten, dass Alina unter den drei besten Schülern ist. Sie hat von Anfang an keine Schwierigkeiten gehabt, mitzukommen, hat sehr schnell neue Dinge erfasst, konnte nach gut vier Wochen lesen und macht ihre Hausaufgaben selbständig. Sie hat in der Schule riesengroßen Spaß und ist zum Glück nicht unterfordert. Sie hilft gern anderen Kindern und ist immer aufgeschlossen, neuen Dingen gegenüber. Mit zwei Jahren konnte man sie schon gut verstehen, obwohl sie noch nicht alle Buchstaben richtig ausgesprochen hatte. Ihre Feinmotorik ist sehr gut ausgeprägt. Mit drei Jahren konnte sie mit einer Schere schneiden, Bügelperlen machen und andere Dinge. Sie hat Interesse an Sport, lernte früh Laufrad fahren und fuhr mit dreieinhalb Jahren ohne Stützräder Fahrrad. Sie hat gleich ohne Stützräder gelernt. Seit zwei Jahren schafft sie über 30 km zu fahren. Mit fünf Jahren hat sie Schwimmen gelernt und hat das Seepferdchen bekommen. Sie springt vom Einer. Sie fährt, seit sie sechs ist, Inliner. Mit Sara ist es nicht anders. Sie spricht, seit sie zwei ist, in ganzen Sätzen. Sie kennt die Bedeutung schwieriger Wörter (z.B. empfindlich), hinterfragt wissenschaftliche Dinge und gibt sich erst zufrieden, wenn sie eine für sie akzeptable Antwort erhält. Sie fährt Fahrrad, seit sie 3 1/4 ist und ist in diesem Jahr schon Touren bis 30 km selbst gefahren. Sie hat vor kurzem Schwimmen gelernt und ist sehr stolz auf ihr Seepferdchen. Seit sie vier ist, fährt sie Inliner. Mit drei Jahren schon malte sie Bilder wie andere Kinder mit fünf. Im Kindergarten sind alle Erzieher immer nur erstaunt, wie weit sie ist. Nun gut, vieles lernt sie von ihrer Schwester und sie will es auch lernen. Aber ich habe bei beiden das Gefühl, dass es vielleicht auch mit dem Nicht-Impfen zusammenhängt. Ich möchte meine Kinder nicht als Wunderkinder darstellen, ich sehe sie halt nur im Vergleich zu anderen Kindern und es erfüllt mich mit Stolz, was sie in ihren jungen Jahren alles schon gelernt haben. Ich habe zwei fröhliche Kinder, die sich um andere kümmern, sich auch streiten, wie das bei

Geschwistern vorkommt, aber ansonsten sehr glücklich sind. In der Öffentlichkeit wissen sie sich zu benehmen, da gab es noch nie Ärger."

Bei uns werden alle Kinder geimpft

„Ich habe zwei Kinder eine Tochter, 8 Jahre und einen Sohn mit 7 Jahren. Meine Tochter bekam zwei Tetanus Impfungen und eine Polio Impfung als sie 3 und 4 war. Zu dieser Zeit war ich sehr unsicher und auch die Ärztin riet mir dazu, diese Impfungen zu machen. Ich achtete darauf, dass es jeweils Einfach-Impfungen waren. Mein Sohn hat bis heute keine Impfung erhalten und ich werde meine Kinder auch nicht mehr impfen lassen.

Schon während der Schwangerschaft beschäftigte mich das Thema Impfen. Ich las auch ein Buch mit dem Titel „Ist impfen sinnvoll" oder so ähnlich. So lange ich meine Kinder stillte, kam Impfen für mich sowieso nicht in Frage, da ich auch gelesen hatte, dass Impfungen im ersten Jahr Hirnschäden verursachen könnten. Dies erscheint mir auch ganz logisch, denn durch unsere natürlichen Schutzbarrieren (Haut, Schleimhäute...) werden Krankheitserreger (wenn es sie überhaupt gibt) abgehalten und die Muttermilch bietet zudem einen ausreichend Schutz. Sechs gefährliche Erreger direkt in das sonst so natürlich geschützte Blut, damit kann man ein kleines unentwickeltes Gehirn sicher schädigen, dachte ich mir. Auch die Zusatzstoffe in den Impfungen fand ich sehr bedenklich.

Als ich mit meiner Tochter (6 Monate) beim Kinderarzt wegen der U-Untersuchung war und er mir schon dutzende Termine für die ersten 4- oder 6-fach Impfungen gab, sagte ich ihm, dass ich auf jeden Fall mit dem Impfen noch warten wolle. Dann sagte er mir, bei uns werden alle Kinder geimpft, ich solle mir einen anderen Arzt suchen, was ich dann auch tat. Die neue Kinderärztin war in dieser Hinsicht liberaler, auch wenn sie mich zu bestimmten Impfungen überredete. Doch mittlerweile kann mich niemand mehr vom Nutzen einer Impfung überzeugen.

Vor kurzem lies meine Nachbarin ihren 6 Monate alten Sohn impfen, danach wurde er krank und bekam Fieber. Er war ganz apathisch und fing in der Nacht wieder an zu schreien. Das sonst so frohe Kind war auf einmal ängstlich und weinerlich. Er hatte sich sehr verändert. Ich finde das schlimm, dass Mütter heute so verunsichert werden, dass sie das ihren Kindern antun.

Meine Kinder sind kerngesund, top entwickelt und schlau. Mein Sohn (ungeimpft) ist ein super Ass in Mathe, er hilft seiner großen Schwester bei den Hausaufgaben. Er ist in der ersten Klasse und rechnet schon im Zahlenraum von 1000. Krankheiten nehmen in unserem Leben einen sehr geringen Raum ein. Im Winter haben wir vielleicht mal Schnupfen und Husten, aber nicht besonders stark. Ich kann mich kaum noch daran erinnern, wann die Kinder das letzte Mal Fieber gehabt hatten. Wirklich schwere Krankheiten hatten sie noch nie. Auch die typischen Kinderkrankheiten haben sie nicht bekommen. Selbst wenn im Kindi irgendwas rum gegangen ist. Meine Tochter klagt hin und wieder über Bauchschmerzen, doch das ist wohl eher psychosomatisch wegen der Schule. Ich versuche mir ganz viel Mühe zu geben, um für meine Kinder die Sonne scheinen zu lassen und Konflikte zu vermeiden (Ganz geht das natürlich nicht, aber ein Bewusstsein dafür zu haben ist sehr sinnvoll). Ich versorge Sie mit allem, was sie brauchen, vor allem mit guter Ernährung, Liebe und Geborgenheit."

Der schlimmste Feind ist die Angst

„Auch uns ist die Entscheidung nicht leicht gefallen, ob mein Kind geimpft wird oder nicht. Wirklich schwer ist es mir aber nur durch die permanente Angstmache der Ärzte gefallen. Als Baby - sprich mit 3 Monaten - war er mir einfach zu klein für so eine Giftdosis, somit entschied ich mich erstmal, es zu verschieben. Mit einem Jahr, immer dann, wenn eben auch die U-Untersuchungen stattfanden, musste ich mich auf Druck meiner Kinderärztin erneut entscheiden. Ich und mein Mann befassten uns intensiv mit dem Thema und entschieden uns erstmal gegen das Impfen.

Vor allem deshalb, weil die Argumentation der Pharmaindustrien und der Informationsfluss sehr zu wünschen ließen. Das Gefühl, uns Angst zu machen, überwog und die Aufklärung bzw. das mangelnde Wissen der Ärzte auch. Die Bücher, wie z.B. von Dr. Buchwald oder von S. Delarue, auch vom Klein-Klein Verlag, überzeugten uns schlussendlich und gaben uns Sicherheit. Vor allem mit der Option, es später immer noch nachholen zu können.

Zu meinem Sohn kann ich nur sagen, sein Immunsystem ist absolut 100%! Er ist 6 Jahre und seine Kinderärztin sieht ihn nur zur U-Untersuchung. Natürlich versäumt sie es nicht, uns jedes Mal aufs Neue zum Impfen zu animieren. Das nervt schon sehr. Doch mein Argument, dass er nie wegen Krankheit vorstellig wird, bewundert sie auch (außer einmal mit Stomatitis, als Baby einmal 3 Tage Fieber mit konstant 41°C, Dreitagesfieber?). Dennoch bin ich mittlerweile dazu übergegangen, zu sagen: Wir impfen nicht - aus Überzeugung! Und dann ist das Thema schnell versiegt.

Mein Sohn hatte mit 2 Jahren eine Operation am Harnleiter, beidseitige Ureterstenose mit Abflussstörung, links operiert, dennoch erfreut er sich vorher und nachher bester Immunstärke. Durch eine Harnwegsinfektion war es aufgefallen, danach nie wieder eine Infektion. Normale Erkältungen, die ich mit Erfolg nur homöopathisch behandele. Klar, ein hartnäckiger Schnupfen war auch mal dabei. Egal, was im Kindergarten für "Seuchen "umgehen, der Kelch ging an uns vorbei!!! Ich kann mich nur einmal erinnern, dass er eine Magen-Darm-Infektion hatte, aber das war eine Nacht. Verglichen mit anderen Kindern, ist mein

Sohn ein immunstarkes Kerlchen und das führe ich auf jeden Fall auf das Nicht-Impfen zurück! Vor allem, wenn man sieht, wie oft andere Kinder krank sind. Als Kleinkind hat er sehr unter der Zahnung gelitten. Das war schon extrem, mit Kopf gegen die Wand hauen vor Schmerz. Und auch Wachstumsschmerzen waren immer sehr stark bei ihm, ansonsten fällt mir jetzt wirklich nichts Nennenswertes ein. Bisher keine Kinderkrankheiten.

Anderen Eltern kann ich nur Mut machen und der schlimmste Feind ist die Angst! Und das ist die Waffe der Pharmaindustrie! Macht Euch auf beiden Seiten schlau und lasst Euer Gefühl entscheiden."

Schreckliche Krankheiten

„Ich war darauf gefasst, dass schreckliche Krankheiten über sie kommen würden, weil sie nicht geimpft war. Ich habe meine Tochter bekommen, als mein Sohn schon erwachsen war.

Ich hatte mir immer den Kopf darüber zerbrochen, warum mein Sohn ein Wackler und Zappler war, Pseudokrupp hatte, Krampfanfälle, X-Beine und einen schlurfenden Gang, Schwierigkeiten mit der Feinmotorik und noch weitere diffuse Befindlichkeiten. Später kam auch noch MS dazu. Obwohl er gesunde Eltern und Großeltern hatte. Ärzte sagten mir, er habe vielleicht während der Geburt einen kurzen Sauerstoffmangel gehabt. Ich hoffte immer, das wächst sich aus. Hat sich leider nicht.

Dann war ich mit meiner Tochter schwanger. Bei meiner Hebamme fand ich u.a. einen impfkritischen Flyer, darauf eine Internetadresse, darin eine Bücherliste. Nach dem Lesen der Bücher wusste ich, dass alles, woran mein Sohn litt, möglicherweise von Impfungen verursacht war. Ich fragte die Hebamme, ob sie schon Impfschäden gesehen hätte. Ja, hätte sie. Warum man dann impfe? "Weil die jungen Mütter es heutzutage nicht mehr ertragen, Nächte am Bett ihrer kranken Kinder zu verbringen und weil man Fehlzeiten im Kindergarten und der Schule vermeiden möchte". Sie hätte in ihrer Praxis immer Vorträge über das Impfen angeboten. Immer einen Vortrag pro und einen Vortrag kontra Impfen. Man hätte ihr die Kontra-Vorträge verboten. Daraufhin hätte sie die Pro-Vorträge auch abgeschafft.

Mein Mann meinte, "wenn wir nicht impfen lassen, müssen wir sie unbedingt anderweitig schützen". Da war die tiefsitzende Angst noch da, dass Nichtimpfen gefährlich sei. Wir brachten unsere Tochter zu einem naturheilkundlichen Arzt, der ihr massenweise Nahrungsergänzung und ganz viel verschiedene Homöopathie und Schüsslersalze verschrieb. Es gab einen Plan, nachdem sie täglich davon etwas nehmen sollte. Wir hörten bald auf damit, weil wir keinen Sinn darin sahen und weil sie gesund war. Zu essen gab es Bio. Süßigkeiten durfte sie essen, aber nicht zu viele. Die U-Untersuchungen ließen wir dann von einem anthroposophischen Arzt machen. Hat die gesetzliche Krankenkasse nicht bezahlt, aber unser Wunsch, nicht zu impfen, wurde problemlos akzeptiert. Nebenbei, im Kindergarten und in der Schule hat sich bislang niemand daran gestört, dass sie ungeimpft ist.

Wir warteten und warteten auf die schrecklichen Kinderkrankheiten, gegen die sie nicht geimpft war. Bis zum Kindergarten hatte sie nichts. Aber jetzt, dachten wir, wird sie alle Keime im Kindergarten aufschnappen und leiden. Nichts. Sie war das gesündeste Kind im ganzen Kindergarten. Langsam dämmerte uns, ohne Impfung ist ein Kind gesund, ist es geimpft, hat es Infekte, Rotznase, Allergien, ADHS, Fieberkrämpfe, Ringe unter den Augen, Energielosigkeit, Ungeschicklichkeiten, Darminfekte und ist laufend beim Arzt. Unsere Tochter ist mittlerweile 8 Jahre alt. Außer als sie Windpocken hatte, war sie nie länger als einen Tag krank. Ein- bis zweimal im Jahr hatte sie leichtes

Fieber, nie höher als 38,2 Grad, dazu mal Halsschmerzen, mal Ohrenschmerzen, mal Erbrechen. Selbstverständlich waren nie Antibiotika nötig, oder Fieberzäpfchen. Wir kurierten sie mit einem Zwiebelwickel auf dem schmerzenden Ohr und mit Homöopathie.

Sie ist ein sehr lebendiges und mitteilsames Kind. Sie konnte mit 12 Monaten laufen und hatte früh einen großen Wortschatz. In einer Gruppe von Kindern ist sie oft die Anführerin. Sie würde in der Freizeit lieber in den Kletterpark als ins Schwimmbad fahren. Überhaupt bewegt sie sich viel und gerne.

Gerade nach der Erfahrung der vielen Krankheiten meines "durchgeimpften" Sohnes bin ich so sehr erleichtert, dass meine ungeimpfte Tochter so vollkommen und mühelos und selbstverständlich gesund ist. Ich möchte jetzt am liebsten alle Menschen vor dem Impfen warnen. Leider mag meine Warnung kaum jemand hören. Nicht mal den Hund meiner Freundin konnte ich davor bewahren, dass er immer wieder geimpft wird. Regelmäßig ist er anschließend immer krank. Dann wird er halt zum Tierarzt gebracht. Aber er wird geimpft.

Ich wünsche mir von Herzen, dass es in der Medizin und speziell beim Impfen zu einer Umkehr kommt."

Krank trotz Impfung

„Meine älteren Töchter, eineiige Zwillinge, geboren 1987, bekamen alle empfohlenen Impfungen. Zum einen, weil ich mich damals mit der Thematik noch wenig kritisch auseinandergesetzt hatte und zum anderen, weil ich mich durch die Aussagen der Ärzte (meine Töchter leiden beide unter einem angeborenen Herzfehler, einem ASD) habe massiv verunsichern lassen.

Sie wurden 4 Wochen zu früh geboren, waren aber in einem insgesamt guten Zustand und gesund, wenn auch mit

2060g und 2440g etwas leicht.

Die Mädchen entwickelten sich insgesamt recht gut, waren körperlich jedoch sehr zart, insbesondere litten sie häufig an Magen-Darm Infekten, z.B. mit 5 Monaten an einer schweren Infektion mit Rota-Viren, die bei der kleineren der beiden, die auch den gravierendsten Herzfehler hat (bis zu 60% der Blutmenge floss "verkehrt", sie wurde mit 4 Jahren operiert) fast zum Tod geführt hätte.

Diese Infektionsanfälligkeit führe ich darauf zurück, dass ich die beiden nicht voll stillen konnte. Ob es hier schon einen Zusammenhang mit den fristgerecht verabreichten Impfungen gab, kann ich im Nachhinein nicht mit Bestimmtheit sagen.

Allerdings kann ich es aus heutiger Sicht überhaupt nicht fassen, wie ich diese geschwächten kleinen Organismen mit einer solchen massive Manipulation – die, wie sich gezeigt hat, auch noch völlig sinnlos war, belasten konnte.

Beide Mädchen erkrankten - trotz Impfung - noch vor der Grundschule an folgenden Kinderkrankheiten: Masern - schwerer Verlauf, besonders bei der Kleineren, mit massiven Krankheitsgefühlen, Röteln, Keuchhusten - sehr schwerer Verlauf, besonders bei der Kleineren, dreimal Scharlach und Windpocken. Ganz zu schweigen von den vielen Infekten u.ä..

Nach dieser Erfahrung habe ich meine jüngere Tochter, Jahrgang 1992, ebenfalls mit ASD geboren, überhaupt nicht impfen lassen. Außerdem wurde sie 8 Monate gestillt. Sie hatte mit 8 Monaten Windpocken und im Kindergartenalter Röteln. Beide Erkrankungen verliefen leicht und unauffällig. Auch hat sie bemerkenswert früh durchgeschlafen und auch das Zahnen war relativ unspektakulär. Ansonsten ist sie kerngesund, schläft jeden Infekt in spätestens 3 Tagen einfach weg und hat sich in jeder Hinsicht super entwickelt.

Ich würde heute immer wieder die Entscheidung gegen eine Impfung treffen, übrigens auch für meine Tiere. Unsere Hündin, die in ihrem ganzen Leben keine Impfung bekommen hat, hat uns im letzten Jahr mit 17 1/2 Jahren verlassen und war bis einen Tag vor ihrem Tod topfit.

Und unser Labrador Rüde joggt mit 13 1/2 Jahren noch jeden Morgen seine 5 km mit uns. Auch er wurde mit 2 Jahren zuletzt geimpft (ist bei Auslandsaufenthalten leider immer noch unumgänglich) und hat ansonsten auch mit Ausnahme einer Verletzung noch keinen Tierarzt gebraucht."

Auf seinen Bauch hören

„Meine Tochter wurde in der 40. Schwangerschaftswoche im Jahr 2002 geboren. Es war eine Spontangeburt ohne jegliche „Hilfsmittel". Alle Werte, Gewicht und Größe waren prima. Da ich das Krankenhaus schon am nächsten Morgen verlassen habe, bin ich direkt am folgenden Tag zum Kinderarzt. Auch hier war alles in Ordnung. Er sprach mich natürlich auf das Thema Impfen an.

Ab diesem Zeitpunkt habe ich mich intensiv mit diesem Thema beschäftigt. Mein Mann, der damals schon sehr homöopathisch angehaucht war, war eigentlich völlig gegen das Impfen. Ich habe mich über Bücher, Vorträge und anderweitigen Recherchen zu diesem Thema informiert. Hierbei hat sich meine Meinung gefestigt, dass es für uns nicht in Frage kommt, so ein kleines Kind impfen zu lassen. Auch hätte ich keinesfalls 6-fach geimpft.

Meine Tochter begann mit ca. 6 Monaten einen Kampf, was das Zahnen betraf. Bei jedem Zahn bekam sie starken Husten. Ich habe mich an eine wirklich hervorragende Homöopathin gewandt, bei der wir bis heute sind. Sie hatte eigentlich Annahmestopp, hat meine Tochter aber im Alter von 6 Monaten trotzdem aufgenommen, da diese voll gestillt und ungeimpft war. Sie meinte, dass sie mit diesem Kind wahrscheinlich wenig Aufwand hätte. Wir fanden das Konstitutionsmittel heraus, welches meine Tochter noch

Die Entstehungsgeschichte von Leben ohne Impfung

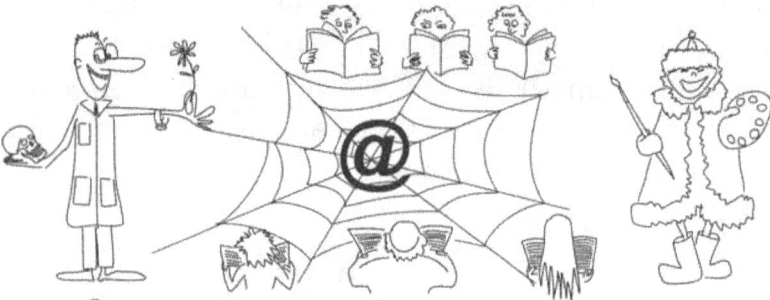

① Ein Homöopath aus der Schweiz, eine Künstlerin in Sibirien und Internet-User auf der ganzen Welt

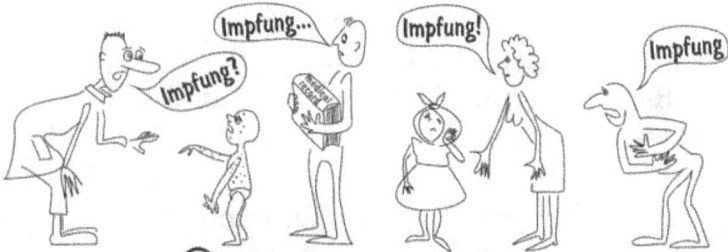

② Nebenwirkungen von Impfungen

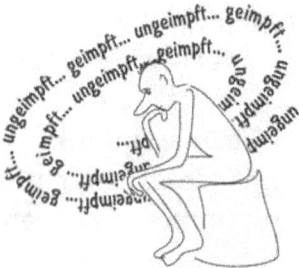

③ Grübel…

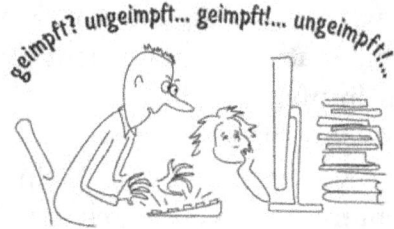

④ Start der Umfrage zum Gesundheitszustand ungeimpfter Kinder.

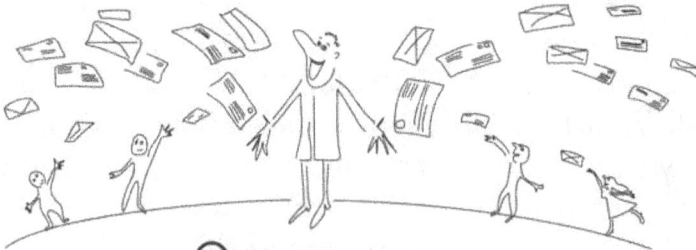

⑤ Die Welt antwortet…

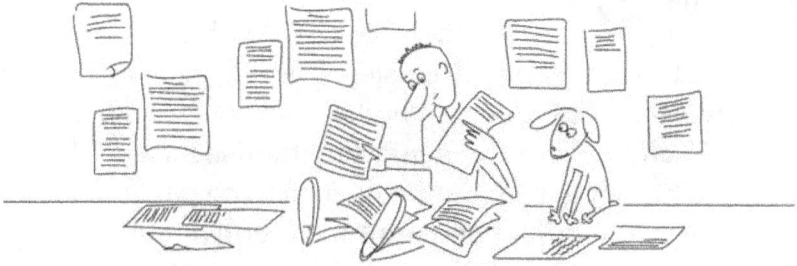

6. Die besten Berichte werden ausgewählt...

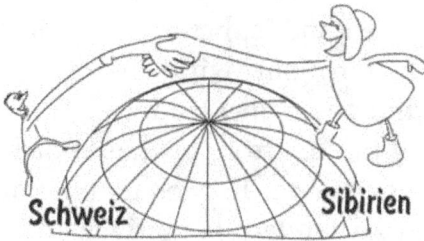

Schweiz   Sibirien

7. Die erfolgreiche Suche nach einer Illustratorin.

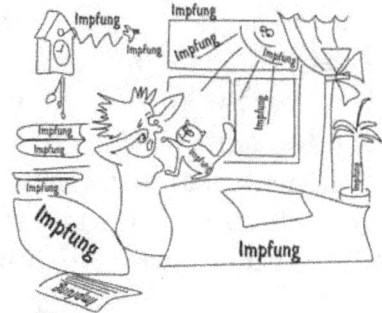

8. Die Gedanken kreisen nur noch um ein Thema...

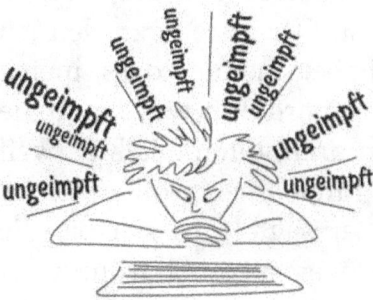

9. Die Geburtswehen...

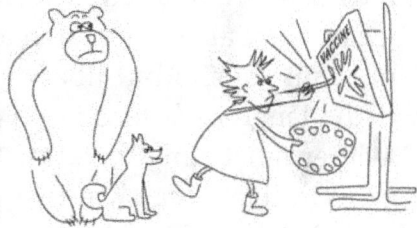

10. Zeichnen...

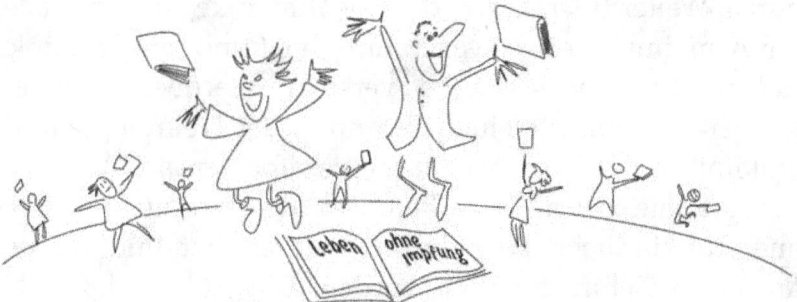

11. Wir haben es geschafft!!!

heute erhält, wenn sie es benötigt. Als ich mich einmal beim Kinderarzt weigerte, meiner Tochter Antibiotika zu geben (aufgrund des erwähnten Hustens) bezeichnete er mich als verantwortungslos und er bestand darauf, dass ich mit meiner Tochter einen Lungenfacharzt aufsuchen sollte. Dies tat ich natürlich gerne. Der Lungenfacharzt sagte, dass eine Gabe von Antibiotika überhaupt nicht notwendig wäre und die Lungen frei wären. Bis heute ist meine Tochter Antibiotika frei. Sie hat passend zu ihrem 3. Geburtstag die Windpocken in ganz normaler Form gehabt. Sie hat keinerlei Allergien oder Unverträglichkeiten und ist heute bis auf ihre Hemiparese (hierzu weiter unten) ein wirklich kerngesundes, sehr selbstbewusstes und gescheites Mädel.

Aus einem weiteren Grund bin ich froh, bis heute nicht geimpft zu haben. Als meine Tochter ca. 16 Monate alt war, sah ich ihre große Not, laufen zu wollen, kognitiv war sie wirklich so weit, motorisch schien dies nicht klappen zu wollen. Es sei bemerkt, dass durch den Kinderarzt nie eine Auffälligkeit festgestellt worden ist. Der erste Arzt, den ich zu diesem Thema aufgesucht habe, meinte, dass meine Tochter wohl auch nie laufen lernen wird. Wir wurden in die Uni Klinik Düsseldorf überwiesen und holten uns hier, weil wir die langen Wartezeiten nicht hinnehmen wollten, einen Privattermin beim Chefarzt. Dieser sagte: „Lassen Sie die Kirche im Dorf, das Kind ist halt was später dran und hat einen Plattfuß, der wächst sich aus". Siehe da, mit ca. 18 Monaten konnte meine Tochter etwas ungelenk, aber frei laufen. Weiter fiel mir auf, dass sie ihre linke Seite, vor allem den Arm, immer etwas verkrampft hielt und mit dem linken Fuß wegknickte. Ich habe versucht hierüber Infos einzuholen und machte einen Termin in der Neurologie in der Uniklinik Köln. Dort bekam meine Tochter eine Kernspintomographie, bei der sich herausstellte, dass meine Tochter eine frühkindliche Hirnblutung erlitten hat und dadurch Areale im Gehirn zerstört wurden. Dies führte dazu, dass meine Tochter eine Hemiparese (Halbseitenlähmung) hatte.

Nun sagte man mir, dass sich eine ausgeprägte Spastik bilden wird und sie wohl Epilepsie kriegen wird. Dies konnte ich nicht glauben, da meine Tochter bei jeglichen Erkältungen stets auch hohes Fieber hatte. Ich war überzeugt, dass wenn sie eine Krampfneigung hätte, diese sich dann längst in einem Fieberkrampf geäußert hätte. Heilfroh war ich wiederum, nicht geimpft zu haben. Impfungen hätten mit hoher Wahrscheinlichkeit bei meinem Kind mit ihrer Vorgeschichte weitere Schäden angerichtet.

Die Auswirkungen bei meiner Tochter waren so, dass sich ihre Achillessehne verkürzt, sie einen Knick-Senk-Fuß hat und motorisch eingeschränkt war. Ich nahm mir nun vor, bis zum Eintritt in die Schule alles zu unternehmen, was ihr helfen könnte. Wir hatten bis zu 5 Therapien (vom Osteopathen bis hin zum therapeutischen Reiten) in der Woche. Von Seiten des Orthopäden kam immer nur der Vorschlag, Botulinumtoxin zu spritzen. Hiergegen habe ich mich über ein Jahr gewehrt. Hier habe ich dann aber erstmals dem Druck der Ärzte nicht standgehalten und nachgegeben. Ein Glück sind keine meiner Befürchtungen eingetroffen, es hat aber auch nicht wirklich geholfen. Niemand hat mich darüber informiert, dass es noch eine andere, viel effektivere Methode gibt. Ich habe durch eigene Recherchen herausgefunden, dass in einer kinderorthopädischen Klinik in Bayern zu einer sanften Methode, einer speziellen Schiene gegriffen wird. Meine Tochter trug bis dahin auch stets eine Schiene, durch das Botulinumtoxin mehrfach auch Gips.

Diese spezielle Schiene wurde durch ein Orthopädiegeschäft in Bayern angefertigt und hat durch konsequentes Tragen und ohne, dass ich in mein Kind irgendwelche Giftstoffe oder Arzneien spritzen lassen muss, wahre Wunder bewirkt. Jemand der nicht weiß, dass mein Kind als Diagnose Halbseitenlähmung hat, würde es nie auffallen. Vor Schuleintritt hat man uns durch eine Neurologin noch gesagt, dass es möglich ist, dass unsere Tochter wohl keine Regelschule besuchen darf. Dies habe ich beim Schularzt aber durchgesetzt und unsere Tochter wird zum Ende der Sommerferien mit ihren Freunden auf das ganz normale Gymnasium gehen. Das mir bei diesem Satz die Tränen in die Augen steigen liegt wohl daran, dass es ein langer und schwerer Weg war.

Folgendes möchte ich mit meinen Ausführungen, die nicht alle mit dem Impfen zu tun haben, sagen: Als Eltern darf man sich nicht verunsichern lassen und man muss auf seinen Bauch hören. Ich halte es für sehr verantwortungsvoll, nicht impfen zu lassen, wenn man sich ausreichend informiert hat und zu diesem Entschluss kommt. Impfen lassen ohne Infos einzuholen heißt für mich, die Verantwortung an Ärzte abzugeben. Meine Erfahrung hat gezeigt, dass jeder Arzt seine ganz eigene Philosophie fährt und auch nicht immer bereit ist, andere Möglichkeiten mit ins Boot zu nehmen. Hätte ich ausschließlich auf Ärzte gehört, wäre meine Tochter niemals so weit, wie sie heute ist."

Logisch, nicht zu impfen

„Unser Kind ist 3,5 Jahre alt und nicht geimpft. Vor ca. 10 Jahren war meine Kollegin schwanger und meinte, sie würde ihr Kind nicht impfen lassen. Da wir beide Arzthelferin sind, war ich natürlich geschockt. Aber ihre Argumente haben mich zum Umdenken bewegt und ich war damals (in München) bei 2 Vorträgen von Dr. rer. nat. Stefan Lanka und Karl Krafeld und die haben mir so, so die Augen geöffnet, was für ein Verbrechen an Kinder stattfindet. Weltweit. Inzwischen habe ich zig Bücher gelesen und es ist einfach nur logisch, nicht zu impfen!! Es beschäftigt sich nur keiner damit und wir vertrauen so auf die Schulmedizin und den sturen Schulmedizinern. Leider.

Unser Sohn ist gesund, ist letztes Jahr in den Kindergarten gekommen, der erste Winter war mit den üblichen

Krankheiten behaftet, die wir mit der natürlichen Heilmethode überwunden haben.

Ich habe eine Kinderärztin gefunden, die mich zwar anfänglich aufklären wollte, aber sie hat dann gemerkt, dass ich dies unter keinen Umständen zulassen werde. Bei uns in der Region gibt es Kinderärzte, die ungeimpfte Kinder nicht behandeln.

Die Kindergartenleiterin war etwas überrascht, sie kannte nur geimpfte oder wenig geimpfte Kinder. Aber die Gruppenleiterin fand es sehr gut und meinte auch, ungeimpfte Kinder sind die Gesünderen.

Ich laufe nun nicht durch die Landschaft und erzähle es jedem, denn ich möchte nicht, dass unser Sohn geschnitten wird. Aber wenn ich es jemanden Vertrauten erzähle, beglückwünschen sie mich zu dieser mutigen Entscheidung. Einige hätten auch nicht ihr Kind impfen lassen, aber der Partner oder Familie wollte es. Mein Partner war - Gott sei Dank - von Anfang an auch gegen das Impfen. Ansonsten kenne ich einige Familien, die ihre Kinder nicht haben impfen lassen und sind mit ihrer Entscheidung zufrieden.

Mit einem Satz möchte ich schließen: mit der Pharmaindustrie hat die Menschheit aufgehört zu denken!"

Machen Sie es nach, aber machen Sie es genau nach

„Wir haben inzwischen drei vollständig ungeimpfte Söhne (Alter 10, 7, 2) und können ein klares Fazit an alle weitergeben: machen Sie es nach, aber machen Sie es genau nach. "Es" ist eine konsequente und nachhaltig praktizierte ganzheitliche Gesundheitsförderung, die täglich gelebt wird und sich nicht durch Fehlinformationen von Interessengruppen manipulieren lässt.

Sehr gute Informationen hierzu liefern die Internetseiten www.ggb-lahnstein.de, www.ugb.de und die Veröffentlichungen von Werner Kollath, Max Otto Bruker und Samuel

Hahnemann. Der Verzicht auf Impfungen hat für uns folgende Gründe:

1. unsere Kinder sind im Vergleich mit anderen bekanntermaßen voll- oder teilweise geimpften SchulkameradInnen deutlich weniger anfällig für Infekte und haben keinerlei Allergien oder sonstige chronischen Erkrankungen.

2. das frühkindliche traumatische Erlebnis eines schmerzhaften intramuskulären Einstichs kennen unsere Kinder erfreulicherweise nicht.

3. auch nach wiederholten ExpertInnenbefragungen ist uns bisher weltweit keine unabhängige Studie bekannt, die die Wirksamkeit eines Impfstoffs zweifelsfrei nachweist.

4. bei jeder Infektionserkrankung stehen uns hervorragende TherapeutInnen zur Verfügung, bei einem schweren Impfschaden ohne Aussicht auf Heilung müssen Eltern dagegen lebenslang und ganz alleine mit diesem Schicksal fertig werden.

5. der Verzicht auf Impfungen reicht aber nicht zur Gesundheitserhaltung! Wichtig sind vor allem eine vollwertige Ernährung, viel Bewegung, ausreichend Schlaf und Erholung und die Vermeidung aller gesundheitsschädigenden Einflüsse - dazu gehören neben den Impfungen auch andere medizinische Maßnahmen, der Gesundheitswert des Wohnraums, der Kleidung usw."

Alles hinterfragt

„Leon, 3 Jahre alt, hat selten eine Erkrankung, und wenn er eine hat, geht diese schnell und problemlos wieder weg, ohne chemische Hilfe, wenn dann nur mit Hilfe von Naturheilmitteln und Homöopathie.

Er hatte bis jetzt Erkältungen, wenn Husten dabei war, ging dieser nie länger als 1-2 Wochen. Er hatte noch nie sehr hohes Fieber. Zweimal Erbrechen, aber nur einmal, dann war es vorbei. Durchfall als Baby für eine Nacht. Kurze leichte Blasenentzündung, die auch nur eine Nacht ging. Ohrenschmerz, auf einem Ohr, der nur paar Stunden anhielt.

Er ist ein sehr weit entwickeltes Kind: Er sprach mit 2 Jahren fast alles. Er ist sehr groß gewachsen (mit 3 Jahren knapp 1 Meter), obwohl wir Eltern nicht die größten sind. Er fuhr vor dem 3. Geburtstag Fahrrad, beim ersten Versuch gleich losgefahren. Er spielt schon Fußball wie ein großer. Und er ist mit 3 Jahren ganz problemlos und von selbst sauber geworden. Ich merke oft den Unterschied zu geimpften Kindern, diese sind einfach nicht so gut entwickelt.

Bei einer Freundin kam das Thema nicht gut an, der Rest sagte nichts groß dazu, es sei unsere Entscheidung.

Den ersten Kinderarzt habe ich gewechselt, weil er es überhaupt nicht akzeptierte, und mich daraufhin sehr unfreundlich behandelte. Der zweite Kinderarzt sagte am Anfang noch, er akzeptiert es, doch allmählich drängte auch er mich zur Impfung und ich merkte, wie es ihm auch überhaupt nicht passte. Wir gehen jetzt nur noch zu den U-Untersuchungen, die ich auch nur mache, um später nicht ganz so viel Angriffsfläche zu haben, wenn es um Kindi, Schule usw. geht. Denn ich weiß sehr wohl, dass mein Kind gut entwickelt ist, dazu brauch ich kein Stück Papier, das dies bescheinigt, aber was tut man nicht alles...

Ich bin so froh, dass ich auf mein Bauchgefühl hörte, als ich meinen Sohn bekam! Denn ich bin voll geimpft, mein Mann und meine Eltern, alle eben.

Doch als ich schwanger war, hat sich bei mir irgendwas verändert und ich habe alles hinterfragt, und bin glücklich, dass ich auf den richtigen Weg kam!"

Steine im Weg

„Unsere Tochter (fast 14 Jahre) und unser Sohn (fast 11 Jahre) sind seit ihrer Geburt ungeimpft. Natürlich wurden uns viele Steine von Seiten unserer Kinderärztin in den Weg gelegt, aber wir ließen uns nicht beirren und letztendlich hat unsere Kinderärztin unsere Entscheidung akzeptiert. Unsere Tochter hatte mit fast 4 Jahren Windpocken ohne große Probleme, unser Sohn daraufhin auch (er war 1 Jahr alt). Auch ihn haben die Windpocken nicht weiter belastet. Wenn man Fotos von ihm nach der überstandenen Krankheit betrachtet, strahlt uns ein glückliches Kind entgegen. Unsere Kinder sind selten krank. Höchstens mal ein Schnupfen ein- bis zweimal im Jahr. Wohingegen andere Mitschüler unserer Kinder sehr oft krank sind und auch Allergien vorweisen (Pollen, Hausstaub) und sogar Asthma. Viele können sich auch im Unterricht nicht konzentrieren, sind laut und können nicht still sitzen. In der Schule haben wir angegeben, dass unsere Kinder nicht geimpft sind und auch weiterhin nicht geimpft werden. Bis jetzt haben wir keine Probleme gehabt.

Mit dem Thema Impfen haben wir uns sehr genau auseinandergesetzt (auch hatte ich Vorkenntnisse durch meinen früheren Chef über dieses Thema) und wir bereuen es nicht, unsere Kinder nicht impfen zu lassen."

Die Verantwortung trage ich

„Mein Sohn ist heute 12 Jahre alt und meine Tochter 10 Jahre alt. Beide sind komplett ungeimpft. Als ich mit meinem Sohn schwanger war, wurde ich von einer schulmedizinisch ausgebildeten Ärztin akupunktiert. In einer dieser Sitzungen erzählte sie mir, sie ginge auf einen IMPF-

GEGNER-KONGRESS. Außerdem wollte sie aber den PHARMA-KONGRESS besuchen, um sich eine richtig gute Meinung bilden zu können. Auf meine Nachfrage, wie die Kongresse gewesen seien, antwortete die Ärztin, dass sie künftig nur noch auf Verlangen impfen würde, es aber nicht mehr aktiv empfehlen werde. Als Buch nannte sie mir den Titel „Goldrausch" von Wulf Splittstoeßer.

Als ich zuhause mit der Mutter meines Mannes darüber sprach, erklärte sie mir, dass von ihren sechs noch lebenden Kindern (heute zwischen 45 und 60 Jahre alt) nur das Erste geimpft sei. Ihr zweites Kind starb nach einer Pockenimpfung, weswegen die folgenden Kinder von Amtswegen nicht geimpft wurden. Mein damaliger Mann ist KFZ-Mechaniker und bis heute nicht gegen Tetanus geimpft. Er verletzt sich Tag täglich und hat berufsbedingt ein sehr hohes „Wundinfektionsrisiko", aber noch nie Tetanus oder ähnliche Krankheiten gehabt. Seine Schwestern haben sich im Erwachsenenalter bei den U-Untersuchungen der Kinder impfen lassen. Feststellen konnte ich zusätzlich, dass in dieser Familie chronische Krankheiten nicht sehr ausgeprägt sind. Ich war darüber sehr verwundert, da ich selbst bis dato einen „guten" Impfstatus vorweisen konnte und nach Lesen des Buches trat ich damals zusätzlich „Aegis-Deutschland" bei. Ich bin auf einem Impfkritikerkongress in Augsburg gewesen, wo ich noch Dr. Buchwald erleben durfte. Bis heute bin ich Abonnentin der Zeitschrift „Impfreport", die mich stets mit News versorgt.

Mein Sohn hatte im Alter von ca. 1 ½ Jahren ziemlich schweren Keuchhusten, meine Tochter, damals ¼ Jahr alt, nur leicht. Mit homöopathischer Unterstützung haben wir diese Hürde gut gemeistert. Beide Kinder hatten völlig komplikationslos Röteln und Windpocken im Kindergartenalter. Mit häufigen EKG-Kontrollen durch Unterstützung des Hausarztes war es mir sogar erlaubt, eine Scharlacherkrankung meines Sohnes, im dritten Lebensjahr, homöopathisch zu kurieren. Er hatte bis heute keine

Rezidive!

Bei einem Kinderarztbesuch zu Beginn meines Mutter-
daseins hatte mein Sohn eine Schramme am Kopf, worauf
hin mich der Arzt als verantwortungslos beschimpfte, weil
ich nicht geimpft hatte. Ich reagierte darauf damit, dass ich
die Verantwortung tragen würde, egal ob mein Kind krank
wird, wegen einer Impfung, oder weile es keine Impfung
hat. ICH sitze am Bett und pflege, und nicht der Arzt. Auch
bei einer OP meines Sohnes mit ca. 2 Jahren musste ich mit
einem Arzt diskutieren. Damals erklärte ich ihm, dass ich
ausreichend informiert sei, und gerne noch stundenlang mit
ihm debattieren könne. Daraufhin war er dann still, denn
wir hatten schon ein 45 Minuten langes Gespräch hinter uns.

Heute diskutiere ich nur in Ausnahmefällen. Wenn eine
Impfung erforderlich ist (Schullandheim, o.ä.) erkläre ich
immer schriftlich, dass die Kinder nicht geimpft sind und
auch in Verletzungssituationen nicht geimpft werden dürfen, da anaphylaktische Reaktionen zu befürchten sind. Das
ist nicht gelogen und hinterlässt seinen Eindruck! Wenn ich
etwas mehr Sicherheit für mich selbst brauche, schreibe ich
noch, dass es einen Todesfall nach Impfung und weitere
Impfkomplikationen in der Familie gab. (Mein Vater war bei
der Bundeswehr nach einer Impfung auch mal schwer
krank.) Da wagt es normalerweise keiner mehr, noch Kontra
zu geben. Und wenn, bin ich ausreichend informiert und
kann mich auf eine lebhafte Diskussion einlassen.

Meine Kinder und ich, wir sind sehr gesund. Betonen
möchte ich, dass meine Tochter bis heute noch nie ein schulmedizinisches Präparat erhalten hat. Kein fiebersenkendes
Mittel, kein Antibiotika, nie Kortison! Bei meinem Sohn war
ich die ersten beiden Lebensjahre homöopathisch noch nicht
so sicher. Er hat ein Mal Zäpfchen und ein Mal ein
Antibiotikum erhalten. Bis heute sind wir dann rein
klassisch homöopathisch hervorragend zurechtgekommen!

Ergänzen möchte ich noch, dass die Ernährung eine
große Rolle spielt. Bitte achten Sie auch darauf,

Geschmacksverstärker in der Nahrung zu vermeiden und informieren Sie sich über Methylphenidat, bevor Sie die Verabreichung eines solchen Präparates in Erwägung ziehen.

In meiner Praxis als Heilpraktikerin mit Schwerpunkt „klassische Homöopathie" erlebe ich immer häufiger vermeintliche Impfschäden, was mich in meiner Entscheidung, meine beiden Kinder (und mich) nicht impfen zu lassen, täglich bestärkt."

Nie bereut

„Unsere Töchter sind 15 und 12 Jahre alt und wir haben es nie bereut, dass sie ungeimpft geblieben sind. Im Vergleich zu anderen Kindern beobachten wir ganz klar, dass sie wenige Infekte haben, dass sie Krankheiten 'gescheit' durchstehen, auch mit hohem Fieber und nicht zu Komplikationen neigen. Sie haben keine Allergien, die Milchunverträglichkeit haben sie von beiden Elternteilen übernommen, aber das ist ja auch nichts Seltenes. Sie sind beide in einer homöopathischen Konstitutionsbehandlung, von Anfang an, auch die Schwangerschaften wurden homöopathisch konstitutionell begleitet.

Die 15jährige ist ein Vulkan, impulsiv, extrovertiert und sehr lebendig, sie tanzt gerne gleichzeitig auf 2 Hochzeiten. Die 12jährige ist eher introvertiert und bleibt gerne für sich, sie braucht das 'Alleinsein', um ihre Akkus wieder aufzuladen und verteidigt ihren Rückzug auch vehement. Sie sind sehr unterschiedlich und ich kann nicht sagen, ob Impfungen ihren Charakter anders geprägt hätten.

Beide zeichnen sich aus durch gutes Sozialverhalten, viel Empathie und fühlen sich sowohl in Gesellschaft von jüngeren, gleichaltrigen und Erwachsenen wohl. Sie übernehmen Verantwortung. Natürlich geht die Pubertät nicht spurlos an uns vorüber, DAS ist schon eine ganz besondere Prüfung für alle Beteiligten.

Was uns im Moment Kopfzerbrechen macht, ist, dass die Mädchen jetzt in ein Alter kommen, in dem sie zunehmend selber für sich entscheiden, was sie wollen und was sie nicht wollen. Wir wollen das auch gerne, schließlich ist unsere Erziehungsarbeit auch irgendwann mal abgeschlossen und geht über in reine 'Beziehungsarbeit'. Uns fällt auf, dass sie im Punkt Impfungen einfach unsere Meinung übernehmen. Sie stellen unseren Entschluss, dass wir sie bislang nicht haben impfen lassen, nicht in Frage.

So stellen wir uns das aber nicht vor! Uns ist es wichtig, dass sie selber, ganz persönlich für sich zu einer Entscheidung kommen.

Beide hatten noch keine Röteln, obwohl wir das auch mal wieder im Blutbild überprüfen lassen sollten, viele Rötelerkrankungen verlaufen ja ohne Symptome. Beide stehen bald vor der Frage, ob sie sich gegen Röteln impfen lassen möchten. Wir sind uns noch nicht im Klaren darüber, wie wir damit umgehen sollen und wünschen uns eine 'jugendgerechte' Aufklärung über Impfungen, vielleicht auf einem Kongress. Eine eigene Arbeitsgruppe für Jugendliche wäre meiner Meinung nach eine gute Idee. Aber vielleicht sind wir die einzigen mit dem Bedarf.

Uns liegt nichts daran, dass unsere 15jährige unsere Meinung herunterbetet, vielleicht auch noch merkt, dass sie damit in Opposition zu den meisten Menschen in unserer Umgebung steht und es einfach nur toll findet, eine andere Meinung zu haben. Es ist ja auch schick, anders zu sein, so wie es in der Pubertät halt ist. Wir möchten, dass die beiden Mädchen zu ureigenen Entscheidungen kommen, eigenverantwortlich für sich selber handeln.

Für uns ist das Thema Impfungen längst 'gegessen', wir sind zu frieden damit, dass wir entschieden haben, wie wir entschieden haben."

Diskussionen abgewöhnt

„Beide Töchter, geb. 2005 und 2007, sind ungeimpft. Charlotte, geb. 2005, hatte die ersten 6 Monate nichts, dann diverse Erkältungen, Dreitagesfieber, Affektkrämpfe bis zum 3. Lebensjahr. Fiebert gerne mal bis über 40 Grad. Sie ist ein schüchtern wirkendes Mädchen, dass aber genau weiß, was sie will und das dann auch trotz aller Schüchternheit durchzieht. Sie bewegt sich gerne, klettert, schwimmt, radelt und fängt jetzt mit dem Einrad an.

In ihrer Klasse ist sie die Jüngste, allerdings vom Kopf her sehr fit (lt. Lehrer). Wir haben noch nichts anderes an Medizin benötigt, außer Globuli und Osteopathie.

Mit einer Ausnahme: Vor 2 Jahren verletzte sie sich am Auge im Waldkindergarten. Die Uniaugenklinik diagnostizierte einen Bindehautriss, der genäht werden sollte. Charlotte leistete bei der Untersuchung größten Widerstand, öffnete das Auge nur sehr kurz, bekam zweimal Schmerztropfen ins Auge. Das Personal hätte Gewalt angewendet (Lidspreitzer) und simultan Tetanus geimpft...

Wir nahmen sie einfach mit nach Hause (ohne uns abzumelden...), sie bekam nach Rücksprache mit dem Homöopathen Globuli. Der Zustand besserte sich nahezu zusehends. Am nächsten Tag gingen wir zum niedergelassenen Augenarzt. Diagnose: Bindehautriss, wieder zur Uni. Gott sei dank ließen die noch einen Tag zuwarten und siehe da, nach 48 Stunden war der Riss komplett verheilt und Kontrollen nach einigen Wochen und Monaten bestätigten eine Komplettheilung. Allerdings durfte auf dem Arztbrief der Vermerk: Tetanus nachholen nicht fehlen...

Sonstige Erkrankungen (Erkältung, Grippe) verliefen mal mehr, mal weniger schnell. Aber das sehe ich als normal.

Emma, geb. 2007, hatte schon in den ersten Wochen den ersten Schnupfen, mit leichtem Fieber. Nahm auch sonst viel von der Schwester mit, aber nach einer Zeit mit vielen Infekten war auch lange Ruhe. Sie fiebert nicht so hoch, Emma bewegt sich nicht ganz so gerne wie Charlotte, malt sehr gerne und gut und ist ebenso anderen gegenüber eher ruhiger, zuhause aber nicht. Auch sie bekam nur Globuli bisher.

Ja und mehr gibt's nicht zu berichten, was das Impfen anbelangt. Ich habe mir Diskussionen abgewöhnt, lasse mich mit Impffreunden nicht darauf ein. Wir haben unsere Ärzte passend dazu ausgesucht und da zahle ich dann gerne etwas mehr.

Für mich überwiegt auch eher die Angst vor Spätfolgen durchs Impfen. In meinem Bekanntenkreis musste ich jetzt miterleben, wie eine aktive 70jährige Dame nach einer Zeckenimpfung an GBS (Guillain-Barré-Syndrom) erkrankte, wieder gesundete (in 1 Jahr), sich Grippe impfen ließ und nun eine noch schlimmere GBS bekam. Sie geht jetzt leider ins Pflegeheim..."

Alles gründlich durchdenken

„Unsere Kinder sind 13, 11, 7 Jahre und das Jüngste jetzt 4 Monate. Der Erstgeborene ist aufgrund unserer Unerfahrenheit, Gutgläubigkeit oder auch einfach aus Bequemlichkeitsgründen („man macht es so, wie es fast alle machen, kann ja so verkehrt nicht sein...") noch teilgeimpft.

Er bekam nach STIKO die 5-fach Impfung dreimal und zweimal die Hep.-B Impfung. Dies bereuen wir zwar noch heute, doch es ist, wie es ist und lässt sich nicht mehr rückgängig machen. Wir versuchen jetzt alles richtig zu machen...wobei - was ist richtig - was ist falsch? Wer will das beurteilen? Sagen wir so - zumindest überlegen wir auch in wirklich heiklen Situationen erst dreimal, ehe wir uns für oder gegen etwas entscheiden.

Erst dieses Jahr im Januar standen wir wieder vor so einer weitreichenden Entscheidung. Unser Ältester bekam in den frühen Morgenstunden wahnsinnige Ohrenschmerzen. Ich versuchte alles, um ihm homöopathisch Erleichterung zu verschaffen, doch es gelang diesmal nicht. Ziemlich schnell war mir klar, dass es recht ernst war und ich dachte an eine Mittelohrentzündung.

Bei der Ärztin waren wir dann endlich gegen 9 Uhr, sie hörte mir kaum zu, das Kind selber beachtete sie kaum, was ich sagte wurde fehlinterpretiert, jedoch bestätigte sich meine Vermutung - Mittelohrentzündung. Das Positive daran - das Trommelfell war schon perforiert - eitriges Sekret konnte abfließen. Dann jedoch - das Fazit der Ärztin - wir hätten zu lang zugewartet und nun müsse mein Sohn operiert werden und das Trommelfell chirurgisch eröffnet werden, evtl. sogar Paukenröhrchen eingesetzt werden!! Wir sollten ins Krankenhaus, wo (welch „glücklicher" Umstand) just an dem Tage ein Patient ausgefallen war und die OP also nur auf uns wartete! Schock! Mein Sohn kreidebleich, zitternd, fragte, was wir nun machen, er wolle nicht dahin! O.k., also fuhren wir erst mal heim, telefonierten mit der homöopathisch arbeitenden Kinderärztin, die uns zur Ruhe riet, angesichts des schon offenen Trommelfells - sie nannte uns noch ein homöopathisches Mittel und Hausmittel, die wir anwenden konnten und wollte uns am nächsten Morgen sehen.

Das klang gut! Wir bemühten uns, umsorgten das Kind so gut als möglich, das Ohr „lief" wunderbar weiter, ansonsten ging es ihm gut, die Schmerzen waren weg. Die Behandlung am nächsten Morgen verlief um einiges zeitaufwändiger und gründlicher als bei der HNO-Ärztin am Vortag und ergab Positives. Wir waren auf gutem Wege, auch wenn Vorsicht geboten war, so haben wir es doch sehr gut überstanden. Alles nur mit homöopathischen Mitteln und eben diversen Hausmitteln (Zwiebelsäckchen, Tees, Ruhe, Rotlicht, Umschläge, viel Wasser...). Wunderbar -

alles gut, Hören wieder i.O. - alles fein.

Warum erzähle ich das jetzt alles? Ich will damit verdeutlichen, dass es wichtig ist, alles gründlich zu durchdenken - die Zeit, die ich da jetzt beschrieb, war durchaus nicht einfach für uns als Eltern, wir haben uns gegen den operativen Eingriff und auch gegen Antibiotika entschieden. Warum? Nicht aus Trotz, Ignoranz, Arroganz - nein, weil wir nach langem Hin und Her jeweils zu dem Schluss gekommen sind, dass wir eher dieses als jenes Risiko auf uns nehmen und tragen können. Weil es sich richtig anfühlte, weil unser Kind auch eindeutige Signale gab, die uns den Weg ein Stück weit wiesen.

Es ist oft nicht einfach, sich für oder gegen etwas zu entscheiden - wichtig ist, dass man die Entscheidung gut tragen kann - wie auch immer es ausgeht - also am besten ein gutes Netz aus versierten Helfern, Ärzten, Heilpraktikern, Freunden aufbauen. Viel Wissen aneignen, gut recherchieren, gut vorsorgen (Hausmittel zuhause haben, z.B. Tees sammeln, homöopathische Hausapotheke mit den wichtigsten Mitteln, aber auch gute Ernährung, reines Wasser, Frischluft, Sonnenlicht, LIEBE)!

Kommen wir zu den IMPFUNGEN: Wie gesagt, der erste Sohn ist geimpft (wenn auch zu wenig für die Ärzte bei der Schuluntersuchung). Und er ist auch dasjenige Kind, was am anfälligsten, labilsten, fragilsten fast ist.

Er ist ein sehr eigenes Kind, lässt sich jedoch weder in die Schublade ADS noch Autismus stecken, dennoch finde ich von beidem etwas an ihm. Dazu kommt noch, dass er ein KIDD-Syndrom hat(te) und wahrscheinlich daraus resultierend die frühkindlichen Reflexe noch immer persistieren - trotz Behandlung und drei Ergotherapie-Durchläufen - die motorischen Probleme sind einfach da.

Manchmal ist er fast schon lethargisch, manchmal fast depressiv, immer sehr schmerzempfindlich... schwierig zu erläutern, man muss es wohl erleben. Trotz allem ist er sehr sozial, hat ein großes Gerechtigkeitsempfinden, eine blühende Phantasie, ist aus ethischen Gründen Vegetarier geworden, hat eine künstlerische Begabung, einen klasse Orientierungssinn und denkt irgendwie „über den Welten"…

Tja, nun ist es jedoch schwer zu sagen, was ist Impfschaden, was ist einfach sein Naturell, was ist Ursache anderer Widrigkeiten (Ultraschall in der Schwangerschaft z.B.), die er eindeutig erlebt hat. Dennoch, wir denken, die Impfung ist an einigen Problemen, die er heute noch hat, nicht unbeteiligt!

Der zweite Sohn ist ungeimpft (das gab komischerweise weniger Diskussionen mit der Schuleingangs-Ärztin). Er war bis auf einen Fieberkrampf und einige fieberhafte Erkrankungen nicht weiter krank.

Er ist jedoch auch daheim geboren und es gab in der Neugeborenenphase keine Probleme (der Erstgeborene hatte mit Neugeborenengelbsucht und Blaulichttherapie im Inkubator einen wesentlich schwereren Start, bekam auch noch die Crede-Prophylaxe)

Das dritte Kind, Tochter, auch daheim geboren, war noch nie ernstlich krank, ist aber auch ein sehr sensibles und doch bestimmendes Kind, welches sich auch eigenständig mit 5 Jahren zum Vegetarismus entschieden hat. Sie ist dem Erstgeborenen schon ähnlich, hatte auch ein KISS-Syndrom, welches behandelt wurde.

Diese drei Kinder wurden natürlich alle gestillt, der erste für 2 ½ Jahre, der zweite leider nur ein knappes Jahr, weil ich damals plötzlich - schwer erkrankt - in die Klinik musste. Die Tochter hat sich mit 4 ½ Jahren dann selbst abgestillt. Unser Jüngster wird natürlich derzeit noch gestillt und ist auch daheim geboren. Nach Impfbedarf hat die eh sehr impfkritische Ärztin bei ihm nun schon gar nicht mehr gefragt.

Wir Eltern lassen uns natürlich auch nicht mehr impfen, haben aber im Laufe der Jahre eh genügend Substanzen injiziert bekommen. Wir sind beide in der DDR groß geworden, da war gar keine Diskussionsgrundlage da - da wurde jedes Kind geimpft - und in Sachen Volkgesundheit noch so manch andere Unseeligkeit angerichtet.

Insgesamt lässt sich abrundend noch zu unserem Lebensstil einiges sagen - ist sicher auch nicht unwichtig: Ich lebe schon über 20 Jahre vegetarisch, ich habe, bis auf die erste Schwangerschaft, Ultraschall und Arzttermine in den Schwangerschaften auf ein klitzekleines Minimum reduziert. Alle Kinder wurden und werden im Tragetuch getragen, schliefen/schlafen mit im Elternbett, wurden/ werden nach Bedarf gestillt. Ansonsten habe ich die Schwangerschaften von einer lieben Hebamme begleiten lassen. Ich versuche, naturverbunden zu leben, sammle meine Kräuter, trinke Grüne Smoothies, Lebensmittel kaufen wir so viel als möglich in Bio-Qualität oder essen Selbstangebautes, seit letztem Jahr haben wir eine Umkehrosmoseanlage etc. Die drei großen Kinder haben alle den Waldkindergarten besucht, wir haben selbst auch Tiere (Hunde, Katze, Enten, Meerschweine, Kaninchen-> auch alle ungeimpft) und gehen ab und an gerne reiten. Ich versuche ernährungstechnisch natürlich, meine Familie gesund zu erhalten, z.B. backen wir seit der erste Sohn auf der Welt ist und im Beikostalter an massiver Verstopfung litt, unser Brot selbst, wir mahlen das Bio-Getreide auch frisch selber. Manchmal gibt es auch Frischkornbrei, manchmal Sprossen, jetzt oft Green Smoothies mit vielen Wildkräutern. Ich lege Wert auf hochwertige Öle und genügend Wasserzufuhr.

Was leider bisher dennoch nicht gelingt, ist, die Kariesanfälligkeit in unserer Familie zu stoppen. Antibiotika sind hier erst einmal verabreicht worden, Fiebersenker oder Schmerzmittel noch nie. Ich habe mich in Homöopathie ausbilden lassen und bei Beschwerden, denen ich mich nicht gewachsen sehe, suchen wir einen Heilpraktiker oder unsere liebe Kinderärztin auf.

Alles in allem, denke ich, dass natürlich das NICHT-IMPFEN ein wesentlicher Bestandteil zur Gesunderhaltung ist, aber all die anderen Faktoren sollten natürlich berücksichtigt werden. Will man gesund bleiben, muss man einfach einiges tun - und das alles beginnt beim Informieren und Nachdenken! Hier ist es immer hilfreich, sich ein Beispiel an der Natur zu nehmen, denn diese macht keine Fehler! Um Ärzte ist es m. E. meist besser einen großen Bogen zu machen, zumindest solange einen nicht wirklich ernsthafte Beschwerden plagen. Für Notfallmedizin, Chirurgie, Zahnmedizin und ganzheitlich denkende Mediziner, wie unsere Kinderärztin bin ich sicher dankbar, das mag ich auch nochmal klarstellen. Aber leider wird heutzutage wirklich viel zu oft mit Kanonen auf Spatzen geschossen!! In jedem Alter!

Unser Dorfarzt war da auch noch ein etwas anderer Schlag...aber die nachwachsende Ärztegeneration denkt leider fast nie ganzheitlich und fast nie zum Wohle des Patienten (nur Symptome werden wegbehandelt/ unterdrückt) - ist ja auch klar - wenn wir gänzlich gesunden würden - so verlören sie ihr täglich Brot!! Ich wünsche allen Lesern viel Licht und Liebe für ihr Leben und ihre Familien - sowie die Kraft und den Mut, nachzudenken und auch mal gegen den Strom anzuschwimmen!"

Gesunder Menschenverstand

„Ich habe eine Tochter, Theresa, die wird im September 5 Jahre alt und einen Sohn, der ist jetzt 18 Monate alt. Beide nicht geimpft! Die Entscheidung, dies nicht zu tun, hat sich in einem längeren Prozess entwickelt, denn zu Beginn der Elternschaft war diese Frage, ob oder ob nicht geimpft werden soll, an sich kein Thema! Zum Glück sind wir zufällig an einen Kinderarzt geraten, der anscheinend sehr kritisch mit dem Thema Impfen umgeht und der auch alternative Heilmethoden anbietet, wie Homöopathie, Osteopathie u.a. .

Als bei der Vorsorgeuntersuchung U4 oder U5 die Impffrage im Raum stand, haben wir unseren Doktor nach seiner

Meinung gefragt, was er denn für richtig hält, welcher Zeitpunkt denn der Beste sei und welche Impfungen er
empfehlen würde...etc., das Übliche, man hatte ja mittlerweile schon von anderen Eltern gehört, dass ihre Babys
schon 6-fach durchgeimpft waren...

Unser Arzt sagte dann ganz selbstverständlich "ich gebe
ihnen mal etwas zu lesen mit und dann entscheiden sie selber, wie wir es machen..." Er gab uns die Internetseite von
einem gewissen Dr. Steffen Raabe, die Seite sah damals noch
anders aus und man konnte sich ein ca. 100 Seiten starkes
Dokument als PDF herunterladen. Ich habe alles gelesen
und war schockiert und sensibilisiert und habe mir dann ca.
2 Jahre lang immer wieder impfkritische Bücher, Internetseiten, Foren über Impfschäden, etc. durchgelesen und bin
heute mehr als überzeugt, dass wir die richtige
Entscheidung getroffen haben! Grundsätzlich müsste einem
eigentlich der gesunde Menschenverstand schon bei der
Entscheidungsfindung helfen, wenn man sich nur mal ein
paar Fakten ansieht. Aber das Vertrauen bei Otto-Normal-
Verbraucher in unsere Ärzteschaft und die Empfehlungen
der STIKO ist groß und es würde vielen den Boden unter
den Füßen wegreißen, wenn man solche "Standards" hinterfragen würde...dann kann man ja bald gar nichts mehr
glauben und genauso ist es ja!

Man sehe sich mal die Machenschaften der Pharmaindustrie an, dann blickt man schnell dahinter, wie so ein
System funktioniert. Schade, dass so viele Kinder nicht in
den "Genuss" kommen, ein "ungeimpftes" Leben führen zu
dürfen!! Welche Einflüsse das auf den Körper und auf die
Psyche wirklich hat und welche Spätfolgen oder spätere
Krankheiten auf die Impfung zurückzuführen wären (wenn
man könnte), das kann man wahrscheinlich lange noch nicht
sagen/beweisen. Ich bin überzeugt, dass eine Impfung der
größte Eingriff in die Entwicklung eines Kindes ist.

Vielleicht ist es ja nur ein Zufall, dass meine Tochter so
ein starkes Immunsystem hat, vielleicht liegt es auch daran,

dass sie 13 Monate gestillt wurde, ich jeden Tag bei jedem Wetter mit ihr draußen war, sie meistens nur einmal in der Woche geduscht wurde, heute auch noch, (also übertriebene Hygiene bei Kindern halte ich auch für einen wesentlichen Negativ-Faktor). Ich bin mir sicher, dass genau diese Punkte zu einer guten Gesundheit beitragen. Dann versuche ich Zucker, bzw. Süßigkeiten auf ein absolutes Minimum zu reduzieren, was natürlich in den letzten Jahren wesentlich schwerer war, als am Anfang. Auch mein Wunsch, hauptsächlich Vollkornprodukte, sowie anderes gesundes Zeugs zu geben, kann ich leider nicht mehr so gut durchsetzen. Meine Tochter ist auf dem großen "mag-ich-nicht-Trip". Aber ich koche zu 95% frisch und "gesund", und verwende zum größten Teil keine industriell hergestellten Lebensmittel.

Fakt ist, in unserem Umfeld, unserem relativ großen Bekanntenkreis mit kleinen Kindern, habe ich den Eindruck, dass die meisten Kinder ständig krank sind und das auch als "normal" angesehen wird. Ein Infekt jagt den nächsten und dazwischen liegen oft nur 2 Wochen Abstand. Theresa jedoch nimmt selten etwas mit, obwohl sie schon seit ihrem 2. Lebensjahr in den Kindergarten geht, hat sie jegliche Magen-Darm-Infekte, Kinderkrankheiten (ich wünsche es mir ja fast, dass sie sie bekommt) oder sonstige Infekte "ignoriert". Sie hat, im Gegensatz zu den meisten anderen Kindern, die wir kennen, auch noch nie ein Antibiotikum bekommen. Hier und da hat sie natürlich mal eine Erkältung im Winter, aber alles im Rahmen, also so, dass ich ca. 85% der "Wehwehchen" homöopathisch behandelt habe und das mit Erfolg. Auch beispielsweise eine Dornwarze unter ihrem Fuß, Schwimmbadwarzen, einmal eine Bindehautentzündung, zweimal leichte Mittelohrentzündung, ein grippaler Infekt - das ist die Bilanz in fast 5 Jahren! Bis jetzt traten auch noch keine Allergien auf oder sonstige "Auffälligkeiten".

Zudem hatte sie extrem früh einen ziemlich großen

Wortschatz und war/und ist geistig recht weit. Mein Sohn allerdings spricht noch nicht viel, was meine Theorie dann sozusagen widerlegen würde. Er ist auch 13 Monate gestillt worden (Zufall) und ist motorisch ziemlich fix (typisch Junge vielleicht die Sache mit dem Sprechen), er hat auch noch keine besonderen Krankheiten gehabt. Ich weiß aber auch nicht, ob die eineinhalb Jahre Leben schon wirklich repräsentativ sind. Erkältungen hatte er schon recht häufig im ersten Jahr. Wie es bei ihm weitergeht, bin ich zwar optimistisch, weiß es aber auch in jeder Sekunde zu schätzen, dass ich 2 gesunde Kinder habe und bin dankbar dafür. Und vor allem bin ich dankbar dafür, einen Arzt zu haben, der diesen wahnsinnigen Stein ins Rollen gebracht hat zu dem schwierigen und auch sehr komplexen Thema "Impfen", und mich, bzw. uns, mit seiner Art und dem Vertrauen unterstützt hat."

Nie krank

„Isabelle, geboren Ende September 2008 entwickelte sich in den ersten Monaten wie ein normales Kind. Sie war weder pflegeleicht und ruhig, noch übermäßig aktiv. Meine Frau hat Isabelle bis ca. 14 Monaten gestillt. Beim Abstillen bekam Isabelle Mundfäule (mit ca. 12 Monaten), da meine Frau des Öfteren unter Herpes leidet. Das war ziemlich heftig, aber meine Frau konnte die Stillung noch mal aktivieren, so dass Isabelle wenigstens ein wenig gegessen und getrunken hat. Behandelt haben die Mundfäule nach einiger Zeit mit einem Silberlösung aus den USA, was den Heilungsverlauf sicherlich unterstützte. Trotzdem dauerte das Ganze seine 10 Tage. Danach war Isabelle, was die Nahrungsaufnahme angeht, viel wählerischer.

Nach der Mundfäule hatte Isabelle bis heute zweimal Halsweh, zweimal Ohrenschmerzen, was alles nur eine Nacht dauerte und einmal Husten, der 2 Tage dauerte. Also man kann sagen, dass sie eigentlich immer gesund war.

Sie ist von ihrem Wuchs her eher klein und auch schlank, bekommt keine Kuhmilch, ab und zu aber mal Quark oder Joghurt, vorwiegend vom Schaf und von der Ziege und liebt auch Fleisch und Fisch (beides von glücklichen Tieren oder Wildfang). Des Weiteren bekommt sie ab und zu Algen (Afa, Chlorella und Spirulina), je 2 Stück morgens, die sie einfach so kaut.

Auffällig sind ihre enorm gute Koordinationsfähigkeit und ihre enorme Wachheit. Sie hat gestern, mit 3 Jahren und 9 Monaten zum ersten Mal einen Schuhschleife binden können und war darüber hoch entzückt. Sie spielt mit uns schon Memory und kann sich den Liegeplatz der Karten sehr gut merken, hat eine enorm ausgeprägte Fantasie und spielt in der Fantasieebene, liebt und versorgt Puppen und hat eine sehr hohe soziales Kompetenz. Sie ist ein Meister in der Verhandlung, wenn sie was will, wechselt auf den Argumentationsebenen wie ein Erwachsener und sucht die Lücke, die es für den Erfolg braucht.

Auch nachdem Isabelle mit 3 Jahren in den Kindergarten kam, wurde sie anders als andere Kinder NIE krank, auch wenn sie mit Kindern spielte, die erkältet waren. Isabelle ist auch körperlich sehr koordiniert in ihren Bewegungen, rennt nicht ohne Ziel hin und her. Wenn sie zornig ist, kann sie sich aber auch auf den Boden werfen und schreiend rumstrampeln. Das ist aber schnell wieder vorbei und sie sucht konstruktive Lösungen.

Isabelle ist weitgehend verschont geblieben von technischen Strahlungen. Meine Frau und ich spüren die gepulsten Felder vom Mobilfunk und von W-Lan und telefonieren nur Mobil im Auto mit Außenantenne oder mit den Shelly oder E-wall Taschen. Wir haben kein W-Lan im Haus und auch nicht in der Firma, in der Firma sind auch keine Mobilfunkgeräte erlaubt. Firma und Wohnhaus haben keine W-Lan Einflüsse von außen. Neuerdings konnten wir auch unseren Garten durch einen speziellen Zaun gegen W-Lan abschirmen. Wir sehen W-Lan viel problematischer auch für Kinder, als den Mobilfunk wegen der Pulsfrequenz von 10 Hz (die liegt im Alphabereich der Gehirnwellen).

Isabelle ist ein Vielflieger. Im Alter von 3 Jahren bis heute ist sie mehr als 42 mal geflogen, oft Kurzstrecken auf den Azoren von Insel zu Insel, aber auch Langstecken wie auf die Seychellen oder nach Neuseeland (wir haben eine Tochterfirma in NZ) mit einem mehrtägigem Stopp in über Thailand. Das waren Nachtflüge in der Business Class, aber das hat sie gut verkraftet, auch die Zeitumstellung in Neuseeland von 12 Stunden einfacher als wir. Sie liebt das Fliegen... (leider ist die Strahlenbelastung von W-Lan in den Flughäfen und den Loungen ziemlich hoch, wie auch mittlerweile in den Städten). Wir übernachten auch nur in Hotels ohne W-Lan.)

Isabelle liebt die Abwechslung und die Herausforderung, braucht aber auch ihre Ruhepausen, z.B. nach dem Kindergarten muss sie oft mittags schlafen. Sie kann sehr kontemplativ sein.

Wir sind mit ihr sehr glücklich, besonders mit der ausgeprägt persönlichen Entwicklung und wie sie sich in das Leben hinein entwickelt, wie wach und bewusst sie ist.

Die Kinder meiner Frau – heute 17 bis 24 Jahre – hatten und haben es schon viel schwerer gehabt. Je mehr die Kinder geimpft waren, desto schwerer hatten sie es in der Kindheit (Lungenentzündung, Asthma, Allergien (die Älteste) und je weniger, umso einfacher (der Jüngste mit 17 Jahren).

Für mich ist klar, dass Impfen nicht nur das Immunsystem negativ beeinflusst, sondern auch die Allergieneigung und auch die psychischen / geistigen Entwicklung der Kinder.

Wir haben schon bei der Geburt von Isabelle beschlossen, sie überhaupt nicht impfen lassen, eben um den kleinen Organismus nicht zu belasten und um das Immunsystem nicht zu irritieren - und wir haben es in keinster

Weise bereut - was für ein Sonnenschein Kind, und wie einfach für uns, ein immer gesundes und präsentes Kind zu haben. Wir hätten uns aufgrund unseres beruflichen Engagements (wir sind beide selbständig) gar nicht vorstellen vermögen, ein Kind zu haben mit autistischen Zügen.

Einige Informationen, die ich später zusammen getragen habe und die ich gerne weiter geben will über Folgen und Konsequenzen von Impfungen aus der Forschung: Ich habe immer vermutet, dass Impfungen nicht nur einen Einfluss auf die körperliche Entwicklung des Kindes haben, sondern auch auf die geistige Entwicklung. Das wurde dann auch von Mark Noble in seinen Forschungen bestätigt, veröffentlicht im Bild der Wissenschaft. Auch in Japan hat eine interessante Studie an Mäusen gezeigt, dass Impfungen auch ohne Schwermetalle ("grüne Impfung") die Persönlichkeit von Mäusen deformieren können und es geimpften Kindern schlechter geht als anderen. Und zu guter Letzt die Veröffentlichung einer Studie, bei der Makake Babys wie Kinder geimpft wurden - und viele autistische Symptome entwickelten.

Wenn man das weiß, wie kann man ernsthaft in Erwägung ziehen, ein Kind impfen zu lassen? Wir wünschen allen Kindern, dass ihre Eltern diese Erkenntnisse umsetzen und ihnen eine bessere Lebensgrundlage bieten, so wie wir Isabelle - körperlich gesund und ohne autistische Symptome - eben Sonnenscheinkinder."

Trotz Kontakt nicht krank

„Wir Eltern hatten uns vor einigen Monaten eine hochansteckende Viruserkrankung zugezogen. Da diese Erkrankung meldepflichtig ist, hatten wir auch gleich Kontakt zur entsprechenden Gesundheitsbehörde. Es wurde festgestellt, dass sich von unseren 4 ungeimpften Kindern 2 Kinder (unser Baby und unser 6 jähriger Sohn) angesteckt hatten - ohne Blutuntersuchung hätten wir nichts von der Erkrankung der Kinder bemerkt, da beide völlig gesund wirkten.

Auch unsere 2 gesunden Kinder wurden von Amtes wegen 2 Monate wegen der hohen Ansteckungsgefahr für die Kindertagesstätte und Schule gesperrt. Der Arzt der Behörde riet uns zu einer Impfung der Kinder, da die Ansteckungsgefahr gerade im engen familiären Kontakt sehr hoch ist. Unsere Entscheidung gegen die Impfung wurde zum Glück dennoch respektiert. Denn eine Ansteckung führt zu einer lebenslangen Immunität (was eine Impfung nie schafft) und eine Erkrankung im Erwachsenenalter kann laut Lehrbuch schwerwiegend verlaufen. Wir wurden über Monate hinweg immer wieder untersucht, ob der Virus nachweisbar ist und da mein gesunder Sohn z.B. immer wieder aus dem Trinkglas seines erkrankten Bruders getrunken hatte, was ja laut Lehrbuch eigentlich zwangsläufig zu einer Ansteckung hätte führen müssen, konnte bis heute weder bei ihm, noch bei seinem jüngsten Bruder der Virus je nachgewiesen werden.

Also diese beiden Kinder blieben trotz des engen Kontaktes mit immerhin 4 erkrankten Menschen völlig gesund. Der Arzt war darüber sehr erstaunt, denn damit hätte er nie gerechnet. Wären wir der Empfehlung der Behörde gefolgt und hätten diese 2 Kinder impfen lassen, hätten wir womöglich nie die Erfahrung machen dürfen, dass man auch im engen Kontakt mit Menschen, die eine hoch ansteckende Erkrankung haben, völlig gesund bleiben kann.

Die Infektion wurde bei mir Anfang Januar festgestellt - ich war die einzige die wirklich sehr heftige Übelkeit, allgemeine Schwäche und "Gelbsucht" hatte und deswegen in die Klinik musste. Mein Mann und beide Kinder hatten das nicht.

Wir vermuten, dass womöglich mein Mann etwas gegessen haben könnte, was kontaminiert war - er war der erste, der diese "Erkrankung" überwunden hatte - also bei der Untersuchung wieder negativ war. Es ist auch gut möglich, dass unsere knapp einjährige Tochter zuerst infiziert war - denn sie hatte als einzige zum Zeitpunkt der Blutabnahme Mitte Januar schon IgG-Antikörper.

Wir haben keines unserer Kinder impfen lassen - in der Umgebung wird darauf sehr ambivalent reagiert. Wir hatten uns zum Zeitpunkt der Geburt unseres ersten Kindes über Impfungen informiert und sind zunächst zum Entschluss gekommen, dass wir nur wenige der empfohlenen Impfungen geben lassen und das auch erst frühestens ab dem 4. Lebensjahr. Da wir mit einem mehrfach behinderten Kind gesegnet wurden und deswegen auch sehr viel Kontakt zu anderen Eltern behinderter Kinder haben, erfuhren wir, dass einige behinderte Kinder erst nach einer Impfung ihre "gesundheitlichen Probleme" hatten. Uns bewog das dazu, uns eingehender mit diesem Thema zu befassen und wir sind zu dem Entschluss gekommen, keines unsere Kinder jemals Impfen zu lassen. Wir sind davon überzeugt, dass die Impfung unmöglich vor diesen Erkrankungen wirklich schützen kann.

Es ist ja nicht so, dass wir gegen Impfen sind - wenn wir einen Arzt finden, der persönlich für Folgeschäden haftet, lassen wir uns alle impfen - aber bisher suchten wir vergeblich. Wenn mich jemand als verantwortungslos hinstellen möchte, argumentiere ich, dass sowohl impfen, als auch nicht impfen Risiken birgt. Lasse ich impfen, besteht ein hohes Risiko, dass wir Folgeschäden erleiden. Wenn wir nicht impfen lassen, könnten (!!!) wir krank werden. Die Folgen beider Entscheidungen (Impfschaden oder mögliche Erkrankungen) müssen einzig und allein WIR ein Leben lang tragen (der Arzt, der impft, wird uns dabei wohl nicht helfen) - und nachdem wir nun schon ein Kind mit einer angeborenen Behinderung haben, möchte uns doch wohl niemand unterstellen, wir riskieren absichtlich noch ein weiteres Kind mit einer schweren Behinderung (womöglich noch durch einen Impfschaden) zu haben. Ich weiß, dass ist nicht so ganz korrekt, aber man lässt uns dann meistens in Ruhe.

Einmal bin ich an einen Kinderarzt heran geraten, der aggressiv reagierte - ich drehte ihm dann einfach den Rücken zu, sagte nichts mehr und befasste mich mit wichtigem, meinem Kind - irgendwann merkte er sogar, dass er aggressiv reagierte und entschuldigte sich sogar - ich erklärte ihm ruhig, dass ich seine Ansicht (er hat es ja nicht anders gelernt) verstehe und auch ICH einen Grund habe, dass ich genau diese Ansicht habe, denn auch ich habe mit eigenen Augen Kinder gesehen (möglicherweise durch Zufall?), die nach einer Impfung heftige Reaktionen hatten (das bleibt nicht aus, wenn man ein Kind hat, das eine Einrichtung für behinderte Kinder besucht). Dieser Arzt sah mich allerdings nie wieder. Ich empfand auch seine Aussage als unglaubhaft, er habe in 30 Jahren als Arzt noch nie einen Impfschaden erlebt – naja, was man nicht sehen will... Ich habe weder die Zeit, noch die Nerven, mich mit solchen Menschen zu befassen und von meinen Ansichten werde ich diese Menschen kaum überzeugen können - will ich auch nicht. Ich erkläre dann - sie dürfen meinetwegen gerne ihre Ansichten behalten (denn sicherlich haben diese Menschen sich ja eingehend mit diesem Thema befasst) und ich behalte meine Ansicht - und dann sind wir alle glücklich damit und da der Impfbefürworter ja geimpft ist (und der Ansicht ist, dass diese Impfung ihn schützt), braucht er sich doch sicherlich nicht zu fürchten, dass wir gerade ihm im Krankheitsfall anstecken könnten oder?

Nun, nach der Sache mit dieser Erkrankung habe ich noch ein weiteres Argument."

Es lohnt sich!

„Unsere Tochter ist 3 Jahre alt, ungeimpft und kerngesund. Sie ist ein selbstbewusstes, kluges Mädchen. Mein Mann und ich haben uns gegen das Impfen unserer Tochter entschieden, weil es uns unbegreiflich ist, wie 8 Wochen alten Säuglingen bis zu 6 (!) verschiedene Erreger gespritzt werden.

Wir haben uns Informationen zum Pro und Kontra von Impfungen eingeholt und fühlten uns in unserem Denken bestätigt. Es war und ist nicht leicht, sich für diese bewusste Entscheidung zu rechtfertigen. Selbst im engsten Familien- und Freundeskreis stoßen wir auf enormes Unverständnis. Immer wieder bekommen wir zu hören, dass wir verantwortungslos wären und unser Kind schlimmen, teils tödlichen Krankheiten aussetzen würden. Eine Diskussion auf wissenschaftlicher Basis ist natürlich nicht gegeben, weil es unserer Meinung nach keine neutrale Position zum Thema Impfen gibt, es wird sowohl auf der Pro- als auch auf der Kontra-Seite mit Killerphrasen argumentiert, nicht zuletzt wahrscheinlich deshalb, weil es keine oder nur wenige Kompromisse zu geben scheint. Auch haben wir die Erfahrung gemacht, dass "fachliche" Informationen von MedizinerInnen drauf hinaus laufen, dass Nicht-Impfen Kindesvernachlässigung bedeutet. Als Laien finden wir es extrem schwer, Zugang zu verwertbaren Informationen zu bekommen, welches unserer Meinung nach ausgenutzt wird.

Dennoch sind wir nicht allein: auf unserer Seite (das heißt kontra Impfen) stehen unsere Kinderärztin und eine Heilpraktikerin. Es kostet viel Kraft, stark zu bleiben und sich nicht verunsichern zu lassen, das heißt aber auch, sich beide Seiten anzuhören, bevor eine Entscheidung getroffen wird. ABER: Es lohnt sich! Ein ungeimpftes Kind kann gesund aufwachsen und seine eigene Immunabwehr entwickeln.

Unsere Tochter hat keinerlei Allergien oder Unverträglichkeiten auf Nahrungsmittel. Sicher ist das kein wissenschaftlicher Beleg, dass Impfungen Allergien und dergleichen verursachen, vielleicht aber, dass Nicht-Impfen sie auch nicht bedingen. Unsere Tochter bekam im Alter von 2 Jahren den Keuchhusten und hat ihn mit homöopathischen Mitteln gut überstanden. Mein Mann und ich haben uns bei ihr angesteckt, trotzdem wir beide geimpft sind (die letzte Impfung erfolgte vor 8 Jahren). Die ursprüngliche Idee des Impfens, eine Immunität auf bestimmte Erreger zu erzielen, mag sicher nicht verkehrt sein, gerade für immunschwache Personen. Problematisch sind nach unserem Kenntnisstand nicht die aktiven oder passiven Erreger in den Impfstoffen, sondern die Impfzusatzstoffe wie beispielsweise Antibiotika. Diese Zusatzstoffe können sehr schädigend für den Organismus sein, sie müssen von den Impfstoffherstellern jedoch nicht ausgewiesen werden.

Abschließend ein kleiner Tipp für Eltern, die vor einer (Nicht-) Impfentscheidung stehen: falls geimpft werden soll, dann zumindest erst nach der Stillzeit und wenn sich das Kind artikulieren kann (zum Beispiel könnte es sagen, wenn nach der Impfung der Arm schmerzt etc.). Und in jedem Fall erscheint es uns sinnvoller, persönliche Geschichten zu recherchieren, als vermeintlich fachliche Informationen als gegeben hinzunehmen. Es sollte in diesem Zusammenhang bedacht werden, dass mit Impfen sehr viel Umsatz gemacht wird."

Kritik an der Arzneimittelroutine

„Mein Mann und ich sind in den 70igern Jahren geboren und durchliefen das normale Impfprogramm. Ich hatte als Kind Röteln und wurde daher nicht gegen sie geimpft, allerdings kam es bei den Impfungen in den Schulen immer zu Diskussionen. Beide arbeiteten wir in einem Krankenhaus als Pflegepersonal, bekamen die Impfvorteile unterrichtet, jedoch in keinster Weise irgendeine Kritik oder Alternative.

Schon bald setzte ich mich kritisch mit der Vorgehens-
weise zu verschiedenen Themen im Klinikalltag
auseinander. Ich (ich war Kinderkrankenschwester auf der
neonatalen Intensivstation) versuchte die Eltern in ihrer individuellen Lage und ihren Entscheidungen zu
unterstützen, vorbei an der Routine. Es gab einige wenige
Kolleginnen, die ähnlich dachten und arbeiteten wie ich. Ich
besuchte Fortbildungen und Kurse über Stillen, Homöopathie, alternative Heilmethoden, usw..

In meiner ersten Schwangerschaft setzten wir uns dann
intensiv mit der Arzneimittelroutine auseinander und grenz-
ten uns davon ab. Ebenso die Arzneimittelroutine bei
Säuglingen nach der Geburt und natürlich mit dem Thema
Impfen. Der Austausch mit "Gleichgesinnten" half uns dabei
sehr. Wir gingen unseren Weg, der sich immer mehr festigte.
Dank unserer Kinder, führte uns unser Weg zur Homöopathie, so dass mein Mann mittlerweile als klassischer
Homöopath arbeitet.

Wir lebten und leben einen Weg mit Stillen, gesunder
Ernährung, Körperkontakt und überhaupt die natürlichen
Bedürfnisse unserer Kinder zu beachten. Unsere 3 Kinder
(12, 9, 4 Jahre) sind nicht geimpft, haben noch nie ein
Fieberzäpfchen gebraucht, geschweige denn Antibiotikum.
Wenn sie mal krank sind, dann fiebern sie, werden umsorgt
und genesen sehr schnell von alleine wieder. Sie hatten alle
drei die Windpocken direkt nacheinander, sonstige Kinderkrankheiten bekamen sie nicht. Die krankheitsbedingten
Fehltage im Kindergarten und auch in der Schule sind sehr
gering, obwohl wir sie mit einer stärkeren Erkältung auch
daheim gesund pflegen und Magen-Darminfektionen gut
auskurieren lassen, damit sie gestärkt wieder an ihre
"Arbeit" gehen können. Im Vergleich zu den meisten Freunden sind unsere Kinder weniger anfällig.

Probleme im Kindergarten und in der Schule, sowie bei
den Vorsorgeuntersuchungen gab es nie, man braucht nur
deutlich zu machen, dass unsere Meinung besteht und wir

an dieser Stelle nicht diskutieren möchten, sondern uns ganz sicher sind. Dann muss man sich auch nicht die nichtsagenden Allerweltsaussagen anhören. Diskutieren tun wir nur mit den Menschen, die sich kritisch und genau mit dem Thema befasst haben und da ist es jedem eindeutig klar, dass beim Impfen vieles nicht zum Besten der Gesundheit dient.

Wir sind überzeugt davon, unsere Kinder komplett impffrei zu lassen und sehen wie prächtig sie sich entwickeln (geistig sowie körperlich), gerne geben wir unsere Erfahrungen weiter und hoffen, auch andere Eltern dazu zu ermutigen, ihren Weg zu gehen. Dazu müssen meiner Meinung nach eben die Alternativen in die Öffentlichkeit gebracht werden und ganz individuell beraten werden. Dazu gehört auch der Blick in die Umstände und die Beratung, wann welche Impfung zu empfehlen wäre. Also nicht dogmatisch ja oder nein!

Ich gebe verschiedene Elternkurse, u.a. leite ich eine Stillgruppe. Die Verunsicherung bei den Eltern ist sehr groß. In der breiten Öffentlichkeit gibt es nur eine Meinung und viele, die sich mit dem Thema beschäftigen sind sehr hilflos. Manche möchten nur einen Teil impfen, aber sie haben keinen Arzt, der sie dazu beraten kann, da es nur die 5- oder 6-fach Impfstoffe für die Kleinen gibt. Ebenso fehlt den meisten Eltern die alternative Beratung: wenn Impfen, dann vielleicht erst nach dem ersten Lebensjahr oder nach der Sprachentwicklung oder nur in den Sommermonaten oder nur bestimmte Impfungen...Ebenso, wie verhalte ich mich, wenn mein Kind ungeimpft ist, Ernährung, Umgang mit Fieber/Infekten, homöopathische Behandlung...

Auch der Umgang mit Impfungen bei Erwachsenen findet wenig Beachtung in der Öffentlichkeit. Auch dazu wären Erfahrungsberichte interessant. Wir haben keine Auffrischung mehr seit nun mehr als 12 Jahren und es geht uns gut (besser) damit.

Wie viele Menschen lassen sich jährlich gegen die

Grippe impfen und welche Probleme haben sie damit. Auch darüber könnte ein ganzes Buch geschrieben werden und doch passiert das Gleiche jedes Jahr wieder. Ebenso könnte ein Nicht-Impfen Beschwerden entstehen lassen, die durch eine Impfung nebenwirkungsfrei nicht aufgetaucht wären. All dies ist möglich, wird jedoch durch die fehlende Transparenz einer mangelhaft arbeitenden Organisation wie der des Robert-Koch-Institutes nicht so ersichtlich, wie man es sich wünschen würde. Ziel eines jeden ist es, nach Abwägen aller Eventualitäten und unter Einbeziehung sensibler Daten, welche durch die Kontroll- und Überwachungsinstanz namens RKI widergespiegelt werden sollte, eine freie und seriöse Impfentscheidung treffen zu können. Dies gelingt leider bei der Arbeitsweise des RKI und der laxen Handhabung vieler Ärzte bei der Übermittlung von Daten aus betroffenen Fällen nicht. Die Datenbank des RKI, welche zu einer sinnigen, kritischen Auseinandersetzung bei Erkrankungen als auch Impfungen nötig und möglich wäre, ist leider nur in Ansätzen zu erkennen. Vielmehr scheint hier ein wildes, teils ungefiltertes, Hineinwerfen von Daten zu passieren, welches dann plötzlich als Repräsentativ gelten soll."

Grossangriff auf Körper und Seele

„Ich bin Lehrerin, Gesundheitsberaterin, Dozentin für Praxisorientierte Neue Homöopathie, Mutter und Ehefrau.

Mein ältester Sohn ist 8 Jahre alt. Bis zu seiner Geburt wusste ich nichts über alternative Heilverfahren (allerdings auch sehr wenig über Schulmedizin). Als mein Kind ca. 3 Wochen alt war, fiel mir eine Depesche in die Hand, welche sich u.a. mit Ausschlägen beim Hund beschäftigte. Dies war interessant für mich, da es meinen Hund betraf. Einmal mit Lesen angefangen, las ich jedoch nicht nur diesen Artikel, sondern die gesamte Depesche. Es ging um das Thema

„Impfen". Schlagartig wurden mir die Augen geöffnet. Bei Menschen und Tieren gab es die gleichen Symptome. Alles was ich gelesen hatte , verstand ich sofort und konnte es nachvollziehen. Mein Mann und ich waren uns sofort einig: Unser Kind wird nicht geimpft! Bis heute haben wir deshalb keinerlei Probleme. Weder beim Arzt, noch im Kindergarten, Schule oder Hort. Natürlich werde ich bei den U-Unter-suchen gefragt, ob mein Kind gesund ist. Wenn ich dann mit „Ja" antworte, sagen die Schwestern: „Dann können wir es ja impfen!" – „Lieber nicht, ich möchte ja das es so bleibt." Selbstverständlich fragen uns Erzieher ob wir uns das nicht überlegen wollen, sie würden ein solches Risiko mit ihren Kindern nicht eingehen. Dann antworte ich: „Und wir würden das Risiko einer Impfung nicht eingehen."

Ich habe schon oft gelesen, dass manche Eltern Pro-bleme bekamen wenn sie nicht geimpft haben. Deshalb möchte ich damit ausdrücken, dass es auch eine Frage des Auftretens ist, ob man Probleme bekommt oder nicht. Wenn der Arzt sagt, jetzt wird geimpft (er fragt ja nicht) und ich sage „Nein", habe ich eine große Chance, in Ruhe gelassen zu werden. Sage ich aber „Naja und eigentlich" fängt sofort die Angstmacherei an und ich bin in den Fängen der Ärzteschaft.

Inzwischen habe ich drei Kinder. Alle drei ungeimpft. Wie geht es ihnen? Mein Größter, jetzt 8 Jahre alt: Er hatte von Geburt an Hautausschlag. Heute weiß ich, dass dies mit meiner eigenen Reinigung zusammenhing. Außerdem war ich damals noch Fleischesser. Ich habe den Hautausschlag niemals behandeln lassen. Im Alter von 4 Jahren war er komplett weg. Mit einem halben Jahr hatte er einen Tag lang Drei-Tage-Fieber. Mit 3 Jahren hatte er Windpocken. Diese waren völlig unauffällig, wir haben nur die Punkte gesehen. Wir haben sie nicht behandelt. Selten hat er eine Art Grip-penanfall. Dann ist er heiß und kaputt. Er legt sich ins Bett, schläft und ist am nächsten Morgen wieder top fit. Diese Heilungen geschehen so schnell, dass ich mich noch gar nicht daran gewöhnt habe und immer noch denke, jetzt ist er krank. Aber nein, am nächsten Tag ist alles weg.

Meine Mittlere, jetzt 4 Jahre alt: Sie hatte schon mal Erkältungen, aber auch diese gehen sehr zügig vorbei. Sie hat sogenannte Adenoide (Polypen), weshalb sie schwerer hört. Der Ohrenarzt rät zur Operation. Wir versuchen es im Moment homöopathisch.

Mein Kleinster, jetzt 1,5 Jahre alt: Bisher war er noch nicht krank. Dafür ist er bald windelfrei. Er läuft nur barfuß und schläft ohne Decke. Ein kerngesundes Baby. Ich habe ihn ein Jahr lang gestillt. Seit seinem 6.Monat isst er, aber vorerst nur Rohkost. Inzwischen auch Brötchen, Brot, vegetarischen Aufschnitt, Nudeln usw., aber alles vegan.

Insgesamt gesehen ist anzumerken, dass „nicht impfen" nicht gleichzusetzen ist mit purer Gesundheit. Wenn sich die Mutter falsch ernährt, einen falschen Lebensstil hat, psychischen Stress usw., können auch diese Kinder Krankheiten haben. Allerdings ist meiner Meinung nach davon auszugehen, dass „Impfen" gleichzusetzen ist mit „Krankheit". Hierzu muss man nur ein bisschen für dieses Thema offen sein, seinen gesunden Menschenverstand einschalten und mit offenen Augen durch die Welt gehen. Ich war z.B. in einer Krabbelgruppe. Das einzige Thema, das es dort gab, waren Krankheiten, Arztbesuche, Krankenhausaufenthalte, wie schlimm doch alles ist, aber das man ja nichts dagegen tun kann, … selbstverständlich alle durchgeimpft. Ich hatte nie ein Thema zum Mitsprechen. Bis ich dann zu Hause geblieben bin. Inzwischen geht die Schulmedizin so weit, dass geimpfte Kinder, welche krank werden, noch einmal geimpft werden, weil die Impfung nicht angeschlagen hat. Arme Kinder!

Inzwischen sehe ich den Kindern an, ob sie geimpft sind oder nicht. Sie haben dann keinen lebendigen Blick mehr, keine schnellen Reaktionen, die Feinmotorik entwickelt sich teilweise langsamer oder sie entwickeln sämtliche Krankheiten. Von daher ist jede Impfung ein Großangriff auf

Körper und Seele, so wie es auch in dem Buch mit dem gleichnamigen Titel nachzulesen ist.

Soweit meine Erfahrungen mit meinen eigenen Kindern. Nun bin ich aber auch Lehrerin. Vor einigen Jahren konnten Lehrer noch relativ normal ihr Wissen weitervermitteln. Wenn man sich an seine eigene Schulzeit zurückerinnert, so gab es in jeder Klasse ca. ein bis drei so genannte Problemkinder - entweder verhaltensauffällig, lernbehindert oder sonst wie auffällig. Heute hat sich das so gewandelt, dass es pro Klasse noch ca. 3 Kinder gibt, die nicht auffällig sind. Das sind dann die Kinder, die zwischen Unterricht und Pause unterscheiden können – Unterricht ist Ruhe, Pause kann ich toben. Dabei sind immer! die Ungeimpften. Selbstverständlich gibt es auch geimpfte wohl erzogene Kinder. Es gibt auch geimpfte Kinder, bei welchen aber das Elternhaus und die Ernährung stimmig sind. Auch das sind meist ganz tolle Kinder. Somit spielen sehr viele Faktoren eine wesentliche Rolle. Häufig kommen aber alle Faktoren zusammen: zerrüttete Familien, Schlechtkost, Tabletten, Impfungen. Diese Kinder können sich nicht mehr konzentrieren, keine fünf Minuten. Somit ist man als Lehrer heute mehr mit der Erziehung der Kinder beschäftigt, als mit der Wissensvermittlung.

Wenn man ein gesundes Kind haben möchte, beginnt dies bereits vor der Zeugung mit der körperlichen, psychischen und seelischen Reinigung des Körpers von Vater und Mutter, geht in der Schwangerschaft weiter, indem auf die vielen sinnlosen Untersuchungen verzichtet wird, einer angenehmen Geburtsatmosphäre ohne jegliche Medikamentengabe hinterher, ohne Impfungen, Antibiotika, Ritalin usw. Dazu gehört aber auch eine frische, fleischfreie, am Besten vegane (Roh)kost und ein sicheres Heim."

Es wird noch schlimmer

„Bevor ich unsere Tochter geboren hatte, bekam der Sohn meiner Freundin mit 6 Monaten Neurodermitis. Ich war dabei, als sich das Baby trotz der Handschuhe schreiend blutig kratzte. Meine verzweifelte Freundin ging über Schulmediziner zum Homöopathen, las sich weiteres an und wurde sich des Impfschadens und ihrer medikamentösen Behandlung kurz nach der Geburt bewusst. Die Neurodermitis ging später in Asthma über.

Dann wurde ich schwanger. Meine Freundin warnte mich vor den Impfungen. Meine Hebamme gab mir ein grünes kopiertes Heftchen "Die Impfentscheidung" von Dr. Friedrich Graf aus Plön. Nach dieser Lektüre war ich mir sicher, ich würde mein Kind nicht impfen lassen. Für mich war alles schlüssig erklärt. Wer nach dieser Lektüre sein Kind noch impfen lässt, der handelt meiner Ansicht nach fehl.

O.k., Kind war geboren, dann der erste Besuch beim Kinderarzt. Normale U (?) mit Fersenblutuntersuchung. Mein Kind schrie, und ich wollte es trösten. Der Kinderarzt meinte nur lapidar "es wird noch schlimmer" und ich sollte es nach der Impfung trösten. Auf meine Aussage, ich wollte keine Impfungen für mein Kind, wurde er richtig laut und nach "wer hat ihnen denn das erzählt" und " Sie übernehmen die Verantwortung, sie müssen mir das unterschreiben" (was ich auch tat), gab er Ruhe.

Wir sind bei diesem Kinderarzt geblieben, da alle anderen Ärzte generell 2 Stunden Wartezeit hatten. Wir brauchten ihn aber nicht wirklich. Bis auf Otitis im Alter von 3 bis ca.5 Jahren hatte Franka außer Windpocken und den üblichen Schnupfen im Winter keine weiteren Erkrankungen. Zwischendurch waren wir auch bei einer anderen Schulmedizinerin/Homöopathin, die uns in der Otitis-Phase mit

Symbioflorkuren unterstützt hat. Auf meine Unsicherheit bezüglich der Tetanus-Impfung (auch Impfgegner werden zwischendurch unsicher und damals hatte ich noch kein Internet...) gab sie Franka eine Tetanusnosode. Nach Androhung von Röhrchen-OP haben wir dann den HNO gewechselt. Wir brauchten keine OP und behandelten Franka mit einer speziellen Kräuterlösung. Letztendlich habe ich Franka bis jetzt selbst erfolgreich mit Schüssler-Salzen unterstützt. Und das war erfolgreich!

Fazit nach 12 Jahren: Franka ist ein vor Gesundheit strotzendes Kind. Bis auf die übliche Erkältung nie krank gewesen. Sie hat noch nie Antibiotika bekommen, wie (leider) alle anderen Kids um sie herum. Ich bin in meiner Entscheidung bestärkt und ich würde es wieder so entscheiden.

Eine Einschränkung würde ich allerdings machen. Die damals getroffene Entscheidung liegt eben 12 Jahre zurück und wir haben uns nicht weiter damit auseinandergesetzt, weil Sie hier und jetzt die Richtige gewesen ist. Wenn wir allerdings in ferne Länder reisen würden, bis jetzt waren wir nur in Europa unterwegs, würde ich mich sicherlich noch einmal neu informieren."

Unsere Hebamme

„Unsere Tochter wurde im April ´98 geboren. Die Schwangerschaft verlief vollkommen „normal", einmal abgesehen davon, dass wir halt „junge, unerfahrene" Eltern waren...

Unser Glück war es, dass unsere Hebamme dies nicht war: zwar noch jung, aber sehr kompetent, motiviert, „querdenkend", offen und „Impuls-gebend".

Schon sehr bald stand für uns fest, dass dieses Baby ganz entspannt in seinem zu Hause geboren werden möchte und genau diese lustige, patente Hebamme das Ganze begleiten wird.

Das Thema Impfen flog uns natürlich schon mit sämtlichen bunten Heften beim Gynäkologen im Wartezimmer an und wir fühlten uns gänzlich ahnungslos. Gegen was so alles geimpft werden kann?

Das Thema impfen kam dann auch unweigerlich im Vorbereitungskurs mit unserer lieben Hebamme und einigen anderen Paaren auf den Tisch. Hier versprachen wir uns dann einfach Informationen zu dem Thema, was nach Geburt dann wohl so passiert.

Unsere Hebamme jedoch verwies nur auf das Thema und legte jedem nahe, sich diesbezüglich selber zu informieren und Pro und Contra abzuwägen.

Da ich wirklich sehr gerne lese, auch immer gerne Fachliteratur, erschien mir das als direkte Aufforderung, diesbezüglich eine gut sortierte Buchhandlung aufzusuchen.

Mir war nach dem Lesen von „Kindersprechstunde" und „Kinder mit Homöopathie behandeln" sofort klar, dass wir wohl nicht impfen lassen werden. Nicht, dass wir uns auf alle Kinderkrankheiten gefreut hätten, aber Schädigungen am Kind künstlich und unnötig provozieren? Nein!

Unser Baby kam dann also tatsächlich zu Hause sehr entspannt zur Welt. Dieses kleine Wesen hat uns von Beginn an verzaubert! Stillschweigend haben mein Mann und ich natürlich beide sofort unser Herz an unsere Tochter verloren und uns geschworen, dass diesem Kind sowieso nie irgendein Leid geschehen darf, schon gar nicht heraufbeschworen werden sollte.

Im Nachhinein ist das natürlich etwas fragwürdig, weil niemand immer jeden vor negativen Einflüssen schützen kann. Aber was in unserer Macht stehen würde, würden wir tun!

Also war das Thema „Impfung" mit Geburt unserer Tochter vom Tisch!!!

Unser Hausarzt, auch ein lustiger Gesell, hat alle U´s bei unserer Tochter durchgeführt, aber nie nach „Impfungen" gefragt. Da ich sehr neugierig bin, habe ich ihn dann angesprochen, wie er denn zu diesem Thema steht. Er hat wirklich sehr ausweichend reagiert und nur mitgeteilt, dass er, wenn möglich, immer bis zur Vollendung des dritten Lebensjahres warten würde, wenn überhaupt geimpft werden soll...

Mit ca. 14 Monaten bekam unsere Tochter Fieber. Nicht das erste Mal, aber sie war schon sehr „angeschlagen". Zähne? Erkältung? Wir haben sie, „überfürsorglich" wie wir nun einmal sind, mit in unser Bett geholt, schön warm eingepackt (schwitzen soll ja gut sein...) und über sie gewacht.

Die Körpertemperatur stieg und dann krampfte unser Kind!!! Die Augen drehten weg, sie war nicht ansprechbar, es war Nacht...Notdienst hatte unser Hausarzt, also wenigstens ein bekanntes Gesicht in all der Panik. Mit dem Rettungswagen dann schnell ins Krankenhaus mit Kinderklinik.

Ich kürze jetzt ab: Ich habe an der Seite unserer Tochter zugeschaut, wie ihr Antibiotika und fiebersenkende Mittel eingeflößt wurden (kannte sie bis dato gar nicht) und habe dabei so lustige Aussagen gehört wie: „Wie viel sollen wir denn geben?" „Musst Du wohl mal umrechnen!" An mich gewandt: „Die Dosierungsanleitungen sind für Erwachsene ausgelegt, wir müssen da erst schauen, was für ihre Tochter richtig ist!" Na, da fühlt man sich doch super aufgehoben...

Mein Mann, damals aber „nur Vater des Kindes", wurde derweil ins Kreuzverhör genommen. „Wissen Sie, dass ihr Kind gar nicht geimpft ist? Wir würden ihnen dringend empfehlen, dies nachzuholen!"

Die nächsten Tage verbrachte ich also mit unserer Tochter zur Beobachtung im Krankenhaus. Das Fieber ließ nach, es gab weiterhin die Medikamente, aber keiner hatte eine Diagnose. Da unser Kind ja „ungeimpft" war, konnte sie ja alles Mögliche haben! Ob wir uns dessen überhaupt bewusst wären?

Zum krönenden Abschluss „musste" das Krankenhaus dann natürlich noch ein EEG mit unserer Tochter durchführen, da ja Krämpfe aufgetreten waren und man nicht mit Bestimmtheit sagen konnte, woher die nun kamen. Wie bereits erwähnt haben mein Mann und ich mit unserer fiebernden Tochter alles Mögliche falsch gemacht, was ging! Wir, bzw. unsere Behandlungsmethoden, waren „Schuld" an den „natürlichen Krämpfen"!!! Das hatten wir eigentlich auch ganz schlüssig so dargestellt...

Wir kamen um das EEG nicht herum und mussten unsere weinende, verängstigte Tochter in die Hände dieser gänzlich fremden Frau lassen. Weinend und verängstigt saßen wir dann zu zweit vor der Tür...

Natürlich war das EEG total unauffällig und wir wurden unter vielen Ermahnungen und Belehrungsversuchen mit unserer Tochter entlassen.

Unsere Tochter wurde im Anschluss von unserer lieben Heilpraktikerin betreut und alle Medikamente bzw. deren Rückstände ausgeleitet. Sie hat zu der Zeit furchtbar viel geschwitzt und roch auch gar nicht gut. Da ist wohl alles Unerwünschte über die Haut ausgeschieden worden. Ganz toller Mechanismus des Körpers!!!

Unser Hausarzt hat uns hinterher einfach nochmal erklärt, wie mit Fieber umgegangen werden sollte. (Jaja, so unerfahren waren wir...). Er empfahl, die „Krampfmittel" einfach schön aufzubewahren, die laufen dann irgendwann ab...

Dann wurde unser Sohn geboren! Natürlich zu Hause, natürlich mit unserer lieben Hebamme an unserer Seite und auch dieser kleine Sonnenschein wurde natürlich nicht geimpft!!!

Anstrengend wurde es dann mit dem Eintritt in den Kindergarten (KiGa) bzw. später mit dem Schulbesuch. Anfänglich haben wir nämlich einen „Unfall-Hasen" für unsere Tochter (später natürlich auch für unseren Sohn) im KiGa deponiert; mit unterstützenden Homöopathischen Mitteln für den Fall, dass sie sich verletzen. Auch haben wir darauf hingewiesen, im Notfall nicht impfen zu lassen.

Es gab nur Verständnislosigkeit...und einmal sogar ein Gespräch mit einer KiGa-Leiterin, die uns ernsthaft über die möglichen Konsequenzen bei „Nichtimpfung" aufklären wollte. Zum Glück hatten wir diese Diskussionen ja nun schon oft genug geführt...

Im Kindergarten wurden später dann immer die lustigen bunten, aktuellsten Impfempfehlungen ausgehangen. Ich habe daraufhin gefragt, ob ich nicht auch mal einen Artikel über Impfschäden aushängen darf? Man war nicht amüsiert und hat die „Empfehlungen" einfach wieder entfernt...

So, und nun ist unsere „nicht geimpfte" Tochter 14 Jahre alt. Außer Windpocken, im Alter von vier Jahren, hat sie keine Kinderkrankheit bekommen und diese auch relativ „schwach".

Sie besucht ein Gymnasium (wir Eltern haben „einfach nur die mittlere Reife", wie´s so schön heißt...), ist sportlich sehr aktiv (Fußball, Leichtathletik, Tanzen) und hat ein ausgeprägtes Sozialverhalten bzw. eine schöne Art, Empathie zu zeigen (trotzdem kommen wir Eltern immer wieder in den Genuss, Pubertätskrisen miterleben zu dürfen...!!!).

Sie lag nach ihrem Fieberkrampf noch wegen einer Gehirnerschütterung nach einem Fußballspiel im Krankenhaus und, sehr schlimm für die ganze Familie, mit einem Blinddarmdurchbruch!

Sportverletzungen jeglicher Art (Prellungen, Stauchungen, angebrochene Knochen oder angerissene Bänder) „nimmt sie gerne mal mit", ansonsten ist ihr Immunsystem allgemein sehr stark.

Und unser „nicht geimpfter" Sohn ist nun 12 Jahre alt. Er hat die Windpocken parallel zur Schwester bekommen (war also erst 2) und hatte sie mindestens doppelt so schlimm!

Auch er besucht ein Gymnasium und ist sportlich sehr

aktiv (Fußball, Tischtennis, Volleyball).

Im Krankenhaus war unser Sohn noch nie, es sei denn, er hat seine Schwester dort besucht. Was ihn plagt ist ein „Bronchial-Asthma"! Jedoch nicht ärztlich diagnostiziert...Unser Sohn reagiert über die Bronchien (Verschleimung, sehr starke Hustenanfälle) auf hohen Konsum von Weizenprodukten, sowie auf Zucker und Schweinefleisch.

Auf diese Produkte zu verzichten, fällt unserer Familie mittlerweile gar nicht mehr schwer. Schweinefleisch kam sowieso sehr selten auf den Tisch und da ich gerne selber backe, ersetze ich bei Brot, Kuchen und Keksen Weizen- durch (helles...) Dinkelmehl. Auf Zucker zu verzichten ist nicht leicht... überall ist Zucker enthalten! (Achtet einmal darauf!)

Bronchiale Auffälligkeiten gab es sowohl bei mir damals wie auch bei meinem Mann. Dieser hat zudem einen latenten Heuschnupfen....also sollte man den „Gen-Pool" nicht so ganz außer Acht lassen.

Unsere Entscheidung gegen das Impfen bzw. unsere Erfahrungen mit unseren „Ungeimpften", hat sehr dazu beigetragen, dass drei unserer Nichten sowie zwei Söhne von Freunden ebenfalls nicht geimpft wurden... und dies hat sich auch bei diesen Kindern bisher nicht zum Nachteil ausgewirkt!"

Entwicklungsschub

„Mit der Impffrage beschäftigte ich mich erst 1995, als ich schwanger war.

Für mich stand eigentlich zunächst fest, dass mein Sohn geimpft werden sollte, da ich das Beste für ihn wollte. Ich dachte ursprünglich, dass Impfungen gut seien, denn mit diesem Glauben und der Angst vor Krankheiten bin ich selbst aufgewachsen. Zudem war es damals auch eher unüblich, die Empfehlung eines Arztes in Frage zu stellen und selbstbestimmte eigene Entscheidungen zu treffen.

Zum Glück wies mich ein Heilpraktiker auf das Buch von Dr. Gerhard Buchwald hin. Ich "arbeitete" mich durch "Impfen, das Geschäft mit der Angst" durch. Leider gab es damals wenig andere Literatur, die Impfungen neutral behandelte.

Als mein Sohn geboren war, hatte ich zunächst schon mal die damals noch in vielen Kliniken übliche Erst-Impfung im Kreißsaal verboten.

Als nächstes wurde ich von der Kinderärztin auf meine Entscheidung gegen Impfungen angesprochen/kritisiert. Ich erklärte ihr meine Bedenken, die sie zunächst einfach damit versuchte zu entkräften, dass sie versuchte mir ein schlechtes Gewissen einzureden. Sachliche Argumente hatte sie keine. Ich freute mich deshalb, als sie mir anbot, mit mir in Ruhe noch einmal über das Thema Impfung zu reden. Also brachte ich zu diesem Termin meine ganze Literatur mit und zeigte ihr, was dort über Impfungen geschrieben stand und bewiesen wurde. Ich stellte jedoch fest, dass dieses Gespräch von Seiten der Ärztin nur dazu dienen sollte, mich dazu zu überreden, dass ich mein Kind doch impfen ließe. Sie hatte gar keine Lust, sich mit mir neutral über Impfungen zu unterhalten.

Wir nahmen deshalb bei der Kinderärztin nur die Vorsorge-Untersuchungen wahr. Für richtige Erkrankungen fand ich einen guten homöopathischen Arzt, der alles gut behandelte, denn der Heilpraktiker war zwischenzeitlich zu weit weggezogen. Mein Sohn hatte Mumps (2 Jahre alt) und Windpocken (5 Jahre alt). Andere Kinderkrankheiten hatte er nicht. Er hatte vom Heilpraktiker als Baby die Tetanus-Nosode erhalten. Mit Windpocken steckte mein Sohn auch mich an. Zu dem Zeitpunkt war ich 38 Jahre alt. Ich hatte jedoch keine Angst vor der Krankheit und den Folgen, obwohl ja immer wieder in den Medien und von der Pharmaindustrie   derartige   Erkrankungen   im

Erwachsenenalter als besonders gefährlich dargestellt werden. Mein Sohn hatte sogar seinen Spaß, als er sah, wie ich aussah - übersät mit roten Flecken. So bleibt uns die Erkrankung sogar noch in lustiger Erinnerung. Ich war ebenfalls in guter homöopath. Behandlung. Häufig werden ja Entwicklungsschübe durch Kinderkrankheiten von der Schulmedizin in Frage gestellt. Ich kann aus eigener Erfahrung jedoch sagen, dass ich den Entwicklungsschub durch diese Erkrankung gespürt habe. Er hat eine positive Veränderung bei mir hinterlassen, weil ich nach der Erkrankung bestimmte Charaktereigenschaften veränderte, weil ich eine andere Wahrnehmung von bestimmten Dingen erhalten habe, die ich nach diesem Zeitpunkt anderes bewertete, als vorher. So kann ich den Entwicklungsschub aus Sicht eines Erwachsenen bestätigen.

Anstrengend waren immer die Fragen von (schulmedizinischen) Ärzten nach dem Tetanusschutz, z. B. wenn wir mal wegen einer akuten Verletzung zur Behandlung mussten. Irgendwann gewöhnte ich mir an zu sagen, dass mein Sohn einen Tetanus-"Schutz" habe, was ja noch nicht einmal gelogen war ;-). Den Schutz hatte er ja in der Tat. Denn die Diskussionen mit den Ärzten über das Für und Wider der Impfung verliefen meistens so, dass sie arrogant reagierten, wenn ich mich gegen ihre Empfehlung entschied, was oft mit bissigen Bemerkungen über meine "Uneinsichtigkeit" quittiert wurde.

Meinem Sohn hatte ich beigebracht, dass er bei Verletzungen die Wunde so lange reiben und drücken sollte, bis Blut austrat. Außerdem hatten wir immer Arnica-Globuli dabei.

Er hatte für den Notfall immer ein möglichst aktuelles Schreiben von mir dabei, dass ich jegliche Impfungen untersagte. Ich wusste nämlich, dass in anderen Fälle gerne mal schnell geimpft wurde, wenn die Eltern nicht dabei waren, die man ja hätte fragen müssen.

Insgesamt bin ich dem Heilpraktiker sehr sehr dankbar,

dass er mich über Impfungen informiert hatte. Ich würde mich jederzeit wieder so entscheiden. Zu anderen Erkrankungen meines Sohnes gibt es sonst nichts zu berichten, da er in seinem ganzen Leben nur zwei Mal eine Mittelohrentzündung hatte (heilte mit Belladonna innerhalb von wenigen Stunden aus) und max. 2 Erkältungen teilweise mit Fieber pro Jahr, obwohl andere Kinder um ihn herum ständig (länger) krank waren. Er steckte sich auch nur selten bei anderen an. Mein Sohn bekam auch keine Antibiotika. Ich bin überzeugt, dass es meinem Sohn gut geholfen hat, dass wir bei seinen Erkrankungen nie das Fieber unterdrückt haben. Wir haben lediglich entsprechende Globuli gegeben - bei ihm meistens Bell., dabei reichten C 200 oder C1.000. Sein Konstitutionsmittel war zuerst Mercurius, später Nat. chlor."

Do your research and follow your instinct!

„Unser Sohn David ist jetzt 5 Jahre und 6 Monate alt und komplett ungeimpft.

Das erste Mal, dass ich mich bewusst mit dem Thema Impfen konfrontiert habe, war 2006, als ich noch kein Kind hatte. Nach dem Motto „Nichts ist zufällig", habe ich von einer Freundin einen Link bekommen zur Homepage des Klein-Klein-Verlags von Herrn Dr. Stefan Lanka. Ausgehend von diesem einzigen Link habe ich dann monatelang meine „Hausaufgaben" gemacht und alles gründlich recherchiert, was mit Impfungen zu tun hatte. Da ich 5 Sprachen beherrsche, habe ich unendlich viele Quellen studiert. Ziemlich schnell war ich zu der Einsicht gelangt, dass Impfungen absolut keinen Nutzen haben, sondern im Gegenteil sehr gefährlich sind, dass Impfen ein Dogma und letztendlich ein riesiger Betrug ist. Mir war also schon vor der Geburt meines Kindes klar, dass ich es nie impfen lassen werde.

Als David im Juni 2008 auf die Welt kam, hatte ich mir eine Kinderärztin ausgesucht, die Mitglied bei den Ärzten für individuelle Impfentscheidungen war. Allerdings war ich ein wenig naiv, als ich geglaubt habe, dadurch eine impfkritische Ärztin zu treffen: leider hat sie alle Register gezogen, als es hieß, der Kleine müsste seine ersten Impfungen bekommen; sie meinte, sie hätte von Kindern gehört, die an HiB gestorben seien; daraufhin entgegnete ich, ich hätte von Kindern gehört, deren Leber nach der Hepatitis-B-Impfung kurz vor dem Explodieren stand, aber aufgrund von Angstmacherei kann man keine vernünftigen Entscheidungen für sein Kind treffen, also sagte ich, wir würden uns weiter informieren wollen. Bei den nächsten Terminen hat sie uns dementsprechend total unfreundlich behandelt, hat uns manchmal Stunden warten lassen, bis wir dann irgendwann umgezogen sind und somit ihre Praxis nicht mehr besucht haben.

Die neue Kinderärztin (die einzige in dem Ort, wo wir jetzt wohnen) war noch impfwütiger, konnte nicht verstehen, dass unser Sohn ungeimpft war. Ich musste damals (was ich heute nicht mehr tun würde) eine Erklärung unterschreiben, dass ich mich weigere, meinen Sohn impfen zu lassen. Auch habe ich beobachtet, wie die Sprechstundenhilfe als Anmerkung in unserer Krankenakte 5 Ausrufezeichen nach dem Satz „Mutter möchte nicht impfen" gesetzt hatte! Durch ein Beispiel möchte ich die „Kompetenz" dieser Kinderärztin unterstreichen. Einmal ist mein Sohn beim Spielkreis unglücklich von einem Dreirad hingefallen und mit dem Gesicht in einer dreckigen Pfütze gelandet. Mit blutiger und angeschwollener „Schnute" sind wir direkt zu der Kinderärztin gegangen, da ich ihn desinfizieren lassen wollte und sie sollte auch schauen, dass mit seiner Nase alles ok war. Kaum hat sie ihn 3 Sekunden angesehen, kam wie aus der Pistole geschossen der Satz: „Wie sieht es aus mit dem Tetanusschutz?"; daraufhin habe ich sie daran erinnert, dass wir „diejenigen" sind, die nicht impfen, und habe hinzugefügt: „Sie sehen doch, dass die Wunde ausgiebig blutet; wo soll bitteschön Tetanus entstehen?" Die Sprechstundenhilfen schauten mich ebenfalls verdutzt an, keine hat sich aber getraut, ein Wort zu sagen… Ich habe dann betont, dass ich nur möchte, dass die Wunde ein bisschen gereinigt wird und sie möge mir sagen, ob alles mit der Nase ok sei, dann wären wir schon wieder weg. Nach diesem Erlebnis wurde mir klar, wir müssen uns eine(n) neue(n) Kinderarzt/-ärztin suchen.

Die neue (und aktuelle) Kinderärztin hat mich im Sommer 2011 (David war bereits 3, als wir zum ersten Mal besucht haben) gefragt, warum er nicht geimpft ist, und hat mir sogar fast 10 Minuten zugehört, als ich ihr die extrem kurze und kompakte Erklärung gegeben habe. Nachdem ich ihr auf Anfrage erklärt habe, dass mein Mann und ich beide Hochschulabsolventen sind (anscheinend gibt es sehr viele impfkritische Eltern mit hoher Schulausbildung), hat sie dann auf die Akte vermerkt „möchte nicht impfen" und wir sind so verblieben, dass wir das Thema nie wieder ansprechen brauchen. Danach hat sie uns jeweils im Sommer 2012 und im Sommer 2013, also NUR zu den gesetzlich vorgeschriebenen Pflichtuntersuchungen, gesehen.

Im Kindergarten hatten wir absolut keine Probleme, ich habe den Erzieherinnen sogar ein 4-seitiges Dokument über die Gründe, warum David ungeimpft ist, gegeben mit der Bitte, sie mögen das Dokument einfach zu seiner Akte und zur Kenntnis nehmen. Ebenfalls sehe ich dem Gespräch mit dem Amtsarzt nächstes Jahr vor der Einschulung unseres Sohnes gelassen entgegen, da ich mich auch ausführlich über meine Rechte und die Gesetzlage informiert habe.

David ist – wie bereits gesagt – 5 ½ Jahre alt und bis dato hatte er lediglich höchstens 2-3 leichte Erkältungen im Jahr und einmal die Grippe, die er allerdings in 5-6 Tagen auch problemlos überstanden hat. Er ist das gesündeste Kind, das ich kenne, hatte noch nie Mittelohrentzündungen oder „Magen-Darm-Grippe" oder Scharlach (trotz mehrerer Scharlachwellen in seiner Kindergarten-Gruppe) oder sonstige andere typische „Krankheiten" oder Symptome, von denen ich von anderen Müttern ständig höre, dass ihre (geimpften) Kinder sie durchmachen. Wenn ich sage, er ist kerngesund, meine ich u.a. auch, dass z.B. ich oder mein Mann jeden Winter 10-12 Tage lang mit Erkältungssymptomen zu „kämpfen" haben, während David gar nichts abbekommt.

David hatte mit knapp 1 Jahr Roseola (das „Drei-Tage-Fieber") und wir haben ihm damals – als er bereits zwei Tage sehr hohes Fieber hatte – einen halben Löffel Fiebersaft gegeben (mehr aus Angst, da uns in der Kinderklinik keiner sagen konnte, was er hatte, und der Ausschlag erst am dritten Tag kam). Ansonsten hat David – bis auf zwei homöopathische Mittel (Sambucus Nigra und Ferrum Phosphoricum), die er bei jeder Erkältung bekommt – bis heute absolut KEINE Medikamente genommen.

Mein Mann und ich sind mit unserer Entscheidung, unseren Sohn nicht impfen zu lassen, sehr zufrieden und glücklich. Wir vertrauen auf die natürliche Heilungskraft eines gesunden Körpers, wir vertrauen darauf, dass man gesund bleibt, wenn sein inneres Gleichgewicht stimmt, wir vertrauen darauf, dass eine gute und wertvolle Ernährung auch für das Gesundbleiben wichtig ist, und versuchen einfach glücklich und ausgeglichen zu sein.

Was die Impfungen angeht, würde ich allen Eltern raten, sich umfassend zu informieren um, nachdem sie sich von allen Ängsten befreit haben, eine informierte Entscheidung zu treffen. Mein Lieblingsmotto: „Do your research and then follow your instinct!"

Meine Alarmglocken schrillten los

„Vor nun mehr bald 4 Jahren war ich das erste Mal schwanger. Ungeplant, ungewollt, aber gut, es war nun mal so. Nachdem ich mal wieder ein Krankenhaus von innen sah, wurde mir Angst und Bang, so dass als nächstes feststand: Beleghebamme. Aus der Beleghebamme wurde eine Hausgeburtshebamme und aus der Hausgeburt wurde Krankenhaus und unnötiger Kaiserschnitt. Nun kamen die ersten U-Untersuchungen, Kind wurde voll gestillt, jedoch tauchte relativ schnell Neurodermitis auf. Die erste Ärztin drückte mir eine Impfbroschüre in die Hand, die ich aufmerksam durchgelesen hatte. Dort stand unter anderem: "Sollte im seltenen Falle ein Impfschaden auftreten, dann bezahlt der Staat über das Gesundheitsamt eine Rente. Meine Alarmglocken schrillten los. Verunsichert rief ich bei der Ärztin an und fragte, was dies denn für Schäden sind, die da auftreten konnten. Antwort: "Es gibt keine Impfschäden". Aber genau das stand doch eben in der Broschüre die sie mir gegeben hatte drin? Ich quälte mich also durch die Foren und durch das Internet. Noch war ich der Meinung, 6-fach Impfung muss sein! Die nächste Untersuchung stand an, und mein Sohn war am Körper knallrot. Die Ärztin sah seine Haut, ich immer noch der Meinung, die Impfung müsste sein.. und sagte zu mir: "Bei so was impfe ich nicht!" Hm, wie bitte? Ich dachte, diese Impfung sei so total harmlos? Und nun wollte sie nicht impfen? Ich forschte noch weiter, fand die Seite von euch (www.impfschaden.info) und von da an schob ich die Impfungen immer weiter hinaus, bis sie schlussendlich einfach vergessen wurden. Die Schulmediziner hatten nun besseres zu tun und versuchten, meinem Sohn Cortison unterzujubeln. Allerdings ist das eine andere Geschichte...

Inzwischen habe ich 2 Kinder, die nicht geimpft sind, und beide sind vollkommen gesund. Jede "Krankheit", die sie bisher hatten, konnte ich schlussendlich mit alternativer Medizin behandeln, wenngleich Ärzte gerne wieder gleich Anibiotika gegeben hätten."

Dokumentation nach Maserninfektion

„Betroffene Kinder: Christian 4 Jahre alt, wurde als Baby geimpft. Jerome, 3 Jahre alt, wurde als Baby geimpft. Jasper, 2 Jahr als Baby geimpft. Davis, 8 Monate alt, wurde als Baby NICHT geimpft. Yasmin 7 Jahre alt, NICHT geimpft, hatte mit 2 Jahren Masern Michele, 3 Jahre alt, NICHT geimpft.

Innerhalb eines Zeitraumes von vier Wochen, kam es zu einem Masernausbruch bei den Kindern einer befreundeten Familie, die bei uns für sechs Wochen zu Besuch war. Übertragen wurde es von meiner Tochter Miriam, damals 2 Jahre alt und nicht geimpft.

Verlauf Michele: 1.-3. Tag Fieber, Unwohlsein, Halsschmerzen. 4. Tag Ausbruch von Hautausschlag hinter den Ohren. 6.-9. Tag erneut Fieber (40. 1°C), lichtscheu, schläft viel. 10. Tag Krankheit klingt langsam ab, Fieber sinkt, Ausschlag bildet sich langsam am Hals und Gesicht zurück. 11.-14. Tag Masernausschlag bildet sich zurück, Fieber auf 38.1 °C. 15. Tag Erneuter Ausschlag!!! 16. Tag: Wir haben jetzt die Windpocken im Haus ...

Verlauf Yasmin: Keine Masernsymptome, hat nur später die Windpocken bekommen.

Verlauf Christian: 1.-2. Tag leicht fiebrig, 38.5 °C, Ohrenschmerzen bis hin zur Mittelentzündung. 3. – 4. Tag Durchfall, Bindehautentzündung, Fieber 39.2. °C. 5.-9. Tag Fieber steigt (40. 1°C), lichtscheu, schläft viel, leichter Ausschlag auf dem Rücken (masernförmig). Der Kinderarzt weiß erst nicht, was für ein Ausschlag das ist, da er ja gegen Masern geimpft wurde. Tippt zuerst auf Drei-Tage-Fieber, auf andere Infektionskrankheiten usw.. 10. Tag Krankheit verstärkt sich, Masernausschlag aber nur leicht am ganzen Körper sichtbar. Halsentzündung, Bronchitis, Durchfall. Arzt tippt auf andere Krankheiten, aber nicht auf Masern! 11.-14. Tag Fieber sinkt langsam auf 38,9 °C, Kind ist sehr erschöpft, mag nicht essen. Augen sind vereitert. 15. Tag Hautausschlag paart sich mit Windpocken – ist unmöglich sagt der Kinderarzt! 16. Tag Fieber auf 38°C, starke Bronchitis, vollkommen erschöpft, typischer Windpockenausschlag noch nicht sichtbar. 18. Tag Windpocken!!!!

Bei den anderen Kindern haben wir festgestellt, dass die geimpften Kinder trotz Impfung einen schwereren und auch längeren Krankheitsverlauf aufzuweisen hatten, als ungeimpfte Kinder.

Jerome brauchte doppelt so viel Zeit, um sich wieder zu erholen, wie Michele. Beide sind gleichalt.

Davis hat mit seinen 8 Monaten überhaupt keine Masern bekommen!

Der 2 Jahre alte Jasper litt auch unter Masern, die sich mit Windpocken mischten. Der Krankheitsverlauf ohne Windpocken (ging ineinander über) betrug 17 Tage (vom 1. Fieber bis zum allmählichen Verschwinden des Masernausschlages).

Michele war nach 23 Tagen wieder fit und lebhaft. Die betroffenen Jungen aber erst nach 32 bzw. 41 Tagen! Es kam immer wieder zu Mittelohrentzündungen, Bronchitis und Angina."

Österreich

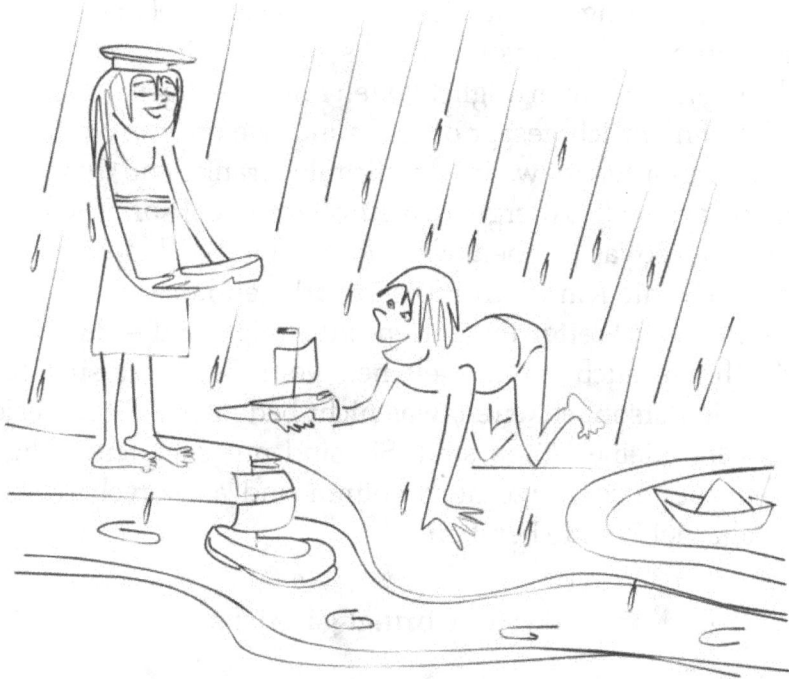

Wind und Wetter

„Meine beiden Kinder werden im September 8 bzw. 6 Jahre alt. Beide sind gänzlich ungeimpft. Bei unserem 8jährigen Sohn gab es sehr viel Druck, v.a. seitens der Familie. Ich bin jedoch in der glücklichen Lage, eine Homöopathieausbildung in Deutschland gemacht zu haben. Mein Mann und ich haben uns intensiv mit dem Thema Impfungen auseinandergesetzt. Wir sind in der glücklichen Lage, völlig ungeimpfte Kinder zu haben. Der Große hat bis jetzt noch nicht einmal Antibiotika gebraucht. Die Kleine hatte leider eine Neugeborenensepsis, die leider die Gabe von Antibiotika erforderlich machte. Trotzdem bekam meine Tochter zusätzlich Globuli und erholte sich zum großen Erstaunen der Ärzte rascher, als andere Babys. An Kinderkrankheiten haben sie bisher nur Windpocken durchgemacht, wonach ich bei beiden einen großen Entwicklungsschritt bemerkt habe. Ansonsten haben Sie im Herbst/Winter Ihre reinigenden Erkältungskrankheiten (teilweise mit Fieber), welche wir alternativ unterstützen. Es gibt keine Allergien, Nahrungsmittelunverträglichkeiten oder sonstiges.

Ich bin ehrlich gesagt oft erstaunt, wie oft ihre Kollegen im Kindergarten bzw. in der Schule krank sind bzw. an Krankheiten wie Allergien, Neurodermitis, Psoriasis usw. leiden. So etwas kennen wir nicht – wir sind die Elterngeneration, die Kinder in Pfützen springen lassen und auch bei Wind und Wetter im Garten unterwegs sind – das wird leider heute auch immer seltener. Vom Geist her sind sie sehr freie Persönlichkeiten, was nicht bedeuten soll, dass sie verzogene kleine Gören sind. Sie sind nur sehr feinfühlige Wesen, die viele Dinge noch spüren und aussprechen und uns sehr viel Freude bereiten."

Hysterie bringt gar nichts

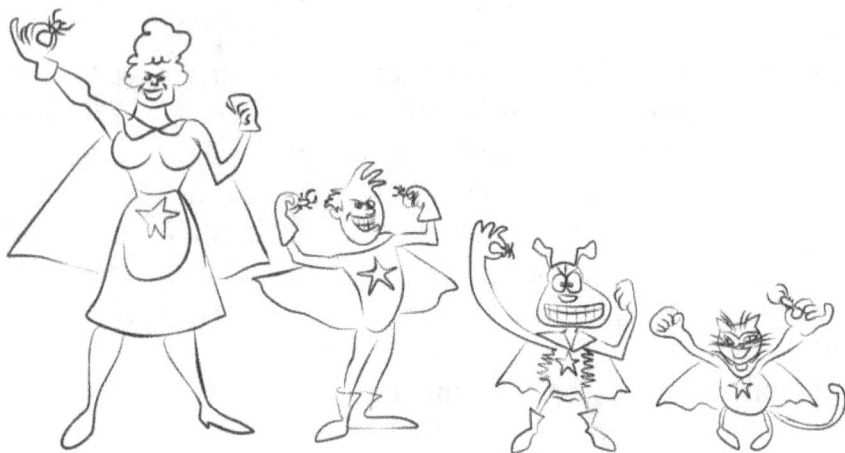

„Meine Tochter (mittlerweile 9 Jahre alt) habe ich im Alter von 3 Monaten dreifach impfen lassen (wie vorgeschrieben) plus eine Zeckenimpfung im Alter von einem Jahr. Sie war sehr oft krank, bei ihr wurde als Kleinkind Neurodermitis (ärztliche Meinung: „sie wird immer unter Neurodermitis leiden, Vorschlag: Cortison") festgestellt, sie hatte häufig Mittelohrentzündung, Scharlach, Infektionen, Brechdurchfall usw.. Im Alter von ca. zwei Jahren bekam sie eine Infektion, bei der ihre Haut an mehreren Stellen aufriss (Arm, Gesicht usw.) und die Wunden sich immer mehr vergrößerten und vermehrten. Nachdem ihr der Kinderarzt zum zweiten Mal Antibiotika verschreiben wollte (nach der ersten Einnahme trat die Infektion erneut und verstärkt auf) entschloss ich mich, einen Homöopathen aufzusuchen, durch dessen Unterstützung die Infektion binnen zwei Tagen verschwunden war. Seit diesem Tag vertraue ich der Alternativmedizin – mit sehr großem Erfolg, denn meine Tochter hat seither eine makellose Haut, ist kaum krank (wenn, dann Erkältung) und braucht keine Medikamente.

Nachdem ich ein geteiltes Sorgerecht mit dem Vater meiner Tochter habe und dieser ein Anhänger der Schulmedizin ist, macht er mir ständig Druck wegen Impfungen. Bisher konnte ich mich gegen eine Impfung meiner Tochter durchsetzen, jedoch ist die Situation belastend.

Bei meinem Sohn (mittlerweile 5 Jahre alt) entschied ich mich, auf jede „Chemie" zu verzichten. Keine Impfung bisher, kein einziges Medikament. Nur TCM Kräuter, Schüssler Salze, Homöopathie und eine gute und ausdauernde Krankenpflege. Die schlimmste Erkrankung, die er bisher hatte, war Husten und zwei Tage maximal 38 Grad Fieber. Und vor zwei Wochen hat er zum ersten Mal überhaupt in fünf Jahren erbrochen. Er hat keine Allergien, keine Hautprobleme und ist gesundheitlich äußerst stabil.

Unser Hund schleppt Unmengen von Zecken in den Haushalt, die Katzen ebenfalls, die bei den Kindern auch im Bett schlafen. Ich entferne von den Tieren oder vom Boden pro Tag ca. 4 Zecken, manchmal auch mehr. Bisher hat sich nur einmal überhaupt eine Zecke bei meinem Sohn am Hals festgesaugt. Ich habe sie sofort bemerkt, entfernt und das war es dann. Hysterie bringt dabei gar nichts.

Leider bemerke ich im Kindergarten und in der Schule immer wieder Unverständnis oder Kopfschütteln sowohl bei den Pädagogen als auch Eltern, wenn es darum geht, dass meine Kinder nicht geimpft werden. Als wäre ich eine schlechte Mutter oder läge mir das Wohl meiner Kinder nicht am Herzen.

Noch immer sind zu wenige der Impfkritik gegenüber aufgeschlossen, aber ich habe das Gefühl, dass die Anzahl der Eltern, die ihre Kinder nicht impfen lassen, zunimmt. Und ich freue mich, dass es Institutionen gibt und Menschen, die sich nicht einschüchtern lassen von den Pharmakonzernen, sondern weiterhin aufklären."

Schwierige Entscheidung

„Unser Sohn Moritz wird im September sieben Jahre alt und ist nicht geimpft. Er ist ein sehr ausgeglichener, sensibler und körperlich robuster Junge, der bis jetzt (hoffentlich bleibt es auch so!) sehr wenig krank war. Mit ca. fünf Monaten hatte er einen leichten Magen-Darm-Virus (da ich Pferdebesitzerin bin und mein Pferd auf einem Bauernhof mit Hühnern eingestellt ist, glaube ich, dass er diesen durch verspeisten Hühnerkot bekommen hat), der sich von selber nach etwa drei Tagen verabschiedete. Mit eineinhalb hatte er das Dreitagefieber und mit drei Jahren die Windpocken. Die Windpocken waren sehr heftig, wir kontaktierten aber keinen Arzt, da sich die Lage nach zwei anstrengenden Nächten wieder entspannte und unser Sohn gut mit der Krankheit umgehen konnte.

Im Sommer 2007 musste Moritz sein bisher einziges Antibiotikum verabreicht werden, da er sich einen kleinen Holzsplitter eingetreten hatte und sich diesen nicht entfernen lassen wollte – der Splitter entzündete sich und Moritz bekam Rotlauf.

Moritz hat relativ oft Schnupfen (laut Kinderarzt wegen Polypen), vor ein paar Tagen hat er zum ersten Mal in seinem Leben über Halsschmerzen geklagt, die mittlerweile aber wieder verschwunden sind. Vor ca. einem halben Jahr hatte er erstmals eine leichte Ohrenentzündung (durch lang anhaltenden Schnupfen entstanden).

Wir haben auch eine fünf Monate alte Tochter (Mia), die auch nicht geimpft wird. Mia wird noch voll gestillt, Moritz hat sich mit acht Monaten selber abgestillt und anschließend nur Reismilch verlangt. Mia ist bis jetzt (außer leichtem Schnupfen) noch nicht krank gewesen. Beide Kinder haben ein schönes Hautbild, ich verwende allerdings bei Moritz nur Naturkosmetik (Duschgel) und bei Mia nur Mandelöl zum Baden. Moritz hat keinerlei Allergien und auch bei Mia liegt alles im normalen Bereich (ist wahrscheinlich noch nicht erkennbar in diesem Alter!?). Unser Sohn ist ein sehr fürsorglicher Bruder und kümmert sich schon sehr liebevoll um seine kleine Schwester.

Bei Moritz wurde ich von meinem damaligen Kinderarzt ständig zum Impfen ermahnt, aber nachdem ich mich sehr ausführlich über das Thema "Impfen" (schon vor der Geburt meiner Kinder) informiert hatte, konnte er mich nicht überzeugen. Trotzdem gab er mir das Gefühl, verantwortungslos zu handeln.

Mittlerweile habe ich eine sehr liebe Hausärztin, die uns alle mit Biotensor austestet und bei der ich auch die Mutter-Kind-Pass Untersuchungen von Mia durchführen lasse.

Bei meiner Ärztin muss ich mich nicht ständig für mein Nicht-Impfen rechtfertigen und werde sehr gut betreut (wenn möglich homöopathisch).

Ich habe in den letzten Jahren gelernt, für unsere Gesundheit Verantwortung zu übernehmen und möchte auch mit dem Arzt mit entscheiden können, was gut für mich und meine Familie ist. Mein Mann ist Vegetarier (aus ethischen Gründen) und ich und mein Sohn essen auch sehr wenig Fleisch (auch nur vom Bioladen wegen artgerechter

Haltung). Wir haben einen eigenen Gemüsegarten und versuchen, unseren Kindern durch selber Ernten Gemüse schmackhafter zu machen. Moritz isst aber auch sehr gerne ungesunde Sachen (z.B.: Pommes und Süßigkeiten). So lange er auch Gesundes zu sich nimmt (er mag vor allem Obst sehr gerne), gibt es aber keine Verbote (nur Einschränkungen).

Wir wissen, dass die Entscheidung impfen oder nicht impfen sehr schwierig ist – ich kann nur allen Eltern empfehlen, sich ausführlich in die Thematik einzulesen und sich mit anderen Eltern nicht geimpfter Kinder zu unterhalten. Ich bin Mitglied bei Aegis Österreich und habe mich durch deren Informationsbroschüren jahrelang regelmäßig informiert. Das hat mir sehr geholfen und mich immer wieder in meiner Entscheidung bestärkt."

Hochkant hinausgeflogen

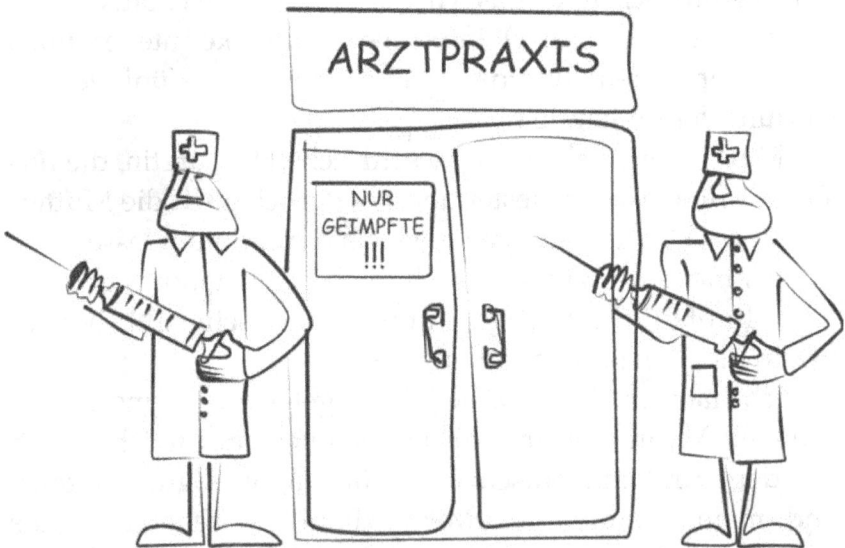

„Wir haben 4 Kinder im Alter von 25, 20, 15 und 9 Jahren und haben keines jemals geimpft. Was man als Mutter vor 25 Jahren allerdings erlebt hat, wenn man Impfungen verweigert hat, das ist schon unglaublich gewesen. Ich bin aus mehreren Arztpraxen wirklich hochkant hinausgeflogen. Homöopathen waren damals nicht so die große Hilfe, meistens haben sie sich nicht getraut, einen deutlichen und klaren Standpunkt zu verteidigen. Ich wurde als völlig verantwortungslos bezeichnet und beim ersten Kind wurde mir sogar angedeutet, dass es ja die Möglichkeit gebe, Eltern das Kind wegzunehmen...

Wir hatten aber das Problem, dass ein Nachbarkind an einer Kinderlähmungsimpfung gestorben war, zwei im Bekanntenkreis zusätzlich in kürzester Zeit und relativ kurz nach Impfungen an "plötzlichem Kindstod" gestorben waren und wir einfach beschlossen haben, dass wir das nicht riskieren wollten.

Allerdings hatten wir schon immer ein ziemliches Misstrauen gegenüber der Schulmedizin, das kam noch dazu...

So kam 1986 also unser erster Sohn, Markus, auf die Welt und war von Anfang an ein recht robustes Kind, er konnte, wenn er Fieber hatte, richtig hoch fiebern und war aber nach 2-3 Tagen wieder topfit. Nur Ruhe und Tee, keine sonstige Behandlung. Das war bei ihm so etwa einmal im Jahr und später alle 2 Jahre so. Schnupfen und Husten eigentlich nie, Windpocken irgendwann mit 3 und schöne Masern mit ordentlich Fieber mit 5.

Ein sportbegeisterter Bub, sehr aktiv, sehr gut in der Schule, mittlerweile Lokführer und dort gibt's eben von der ÖBB auch öfters so Gesundenuntersuchungen. Jedes Mal sind sie dort hin und weg über seine Werte, auch stellen sie dort immer wieder fest, er hätte Augen wie ein Luchs.

Die testen dort auch Reaktionsvermögen und alles Mögliche und er fällt dauernd positiv auf - das gefällt ihm natürlich!

Als er die Masern gerade hatte, 1991, kam seine Schwester Ella auf die Welt (Hausgeburt). Sie hatte kaum jemals Fieber, im Kindergartenalter die Windpocken, und zweimal im Leben bis jetzt einen Hautausschlag. Wahrscheinlich von gespritzten Erdbeeren und wurde dann homöopathisch behandelt. Auch sie war sehr gut in der Schule, mittlerweile studiert sie, ich war wegen der Hautausschläge zweimal in ihrem Leben bei einem Homöopathen, ansonsten bei keinem anderen Arzt.

Bei der dritten, Lisa, sie kam 1996 auf die Welt, genau das gleiche, sie war mit 14 Jahren das erste Mal bei einem Arzt, weil ihr ein Ohrringerl ein bisschen eingewachsen war, das musste vereist und rausgeholt werden!!! Ansonsten nur die Windpocken im Kindergartenalter, und sie hatte Mumps mit 10 Jahren, dass ich das nicht vergesse. Mittlerweile ist sie fast 16, eine sehr gute Schülerin, von besonders robuster Gesundheit, sportlich, wir haben übrigens auch Pferde und eine Landwirtschaft hier, aber keine Tetanusimpfung, auch nicht bei den Tieren.

Und der Kleinste ist dann 2003 geboren, auch ein robustes Kerlchen, hat manchmal ein bisschen Fieber, hatte auch die Windpocken im Kindergartenalter, und ich glaube auch Mumps, ich fürchte da bin ich mir nicht sicher. Als er 3 Jahre alt war, hatte er einen Unfall mit einem Pferd, es ist ihm regelrecht drüber gelaufen und dabei unabsichtlich auf den Kopf gestiegen. Hat furchtbar geblutet und wir mussten ins Krankenhaus. Er musste operiert werden, ich habe dort natürlich nicht gesagt, dass er keine Tetanusimpfung hat. Ich habe sogar absichtlich und bewusst gesagt, er sei selbstverständlich geimpft, um keine Diskussionen in dieser Situation zu haben - und um keine Impfung im Nachhinein zu riskieren. Er wurde operiert, musste genäht werden, war sozusagen skalpiert, ein Stück der Haut über dem Ohr. Im Anschluss daran wollte man ihm natürlich Antibiotika geben, wir haben sie verweigert, was wieder einmal zu Diskussionen geführt hat. Hat sich aber als eine gute und richtige Entscheidung herausgestellt. Da war ich sehr froh, dass sie dort nur die Hälfte wussten! Er hat sich schnell und gut erholt und es gab keine weiteren Probleme!

Insgesamt und abschließend kann ich nur sagen: Wir würden es wieder so machen. Nie ein normales Medikament, außer beim Zahnarzt eine Spritze. Keine Impfung - und nie ein Problem. Kluge und robuste Kinder, ich bin selber manchmal so überrascht, wie gut das funktioniert hat.

Als junge Mutter, mit 20 Jahren, habe ich mich kaum darüber zu sprechen getraut. Wenn die Diskussion darauf gekommen ist, habe ich mich immer zurückgehalten. Lange Zeit hatte ich auch Angst, damit das Schicksal herauszufordern, habe mir eingebildet, wir hätten nur Glück, habe peinlich genau auf eine gute Ernährung geschaut in der Hoffnung, die nicht vorhandenen Impfungen damit auszugleichen!!! Das denke ich heute nicht mehr, nur eine nicht gegebene Impfung kann eben keinen Schaden machen, heute habe ich den Mut – auch, weil es nicht einmal mehr einer Diskussion bedarf - man braucht nur die Kinder anzuschauen - für mich ist sozusagen der Beweis damit schon erbracht.

Ich war auch sehr lange Zeit mit diesem Thema allein, ein einziges Mal habe ich aus einem Homöopathen damals herausquetschen können, dass er seine Kinder auch nicht impft. Das war schon eine Rarität!!

Was ich noch gerne erwähnen möchte, ist, dass alle vier eine unglaubliche Sicherheit haben, ohne Hilfsmittel selber wieder gesund zu werden, wenn sie einmal krank sind. Sie brauchen nichts außer Ruhe und ihr Organismus kann das allein. Das bringt Selbstvertrauen und Kraft! In diesem Sinne wünsche ich allen Mut, auf Impfungen zu verzichten - man kann damit nur besser fahren!!! Bin auch froh und dankbar, dass es mittlerweile so viele Infos zu dem Thema gibt, und immer mehr Homöopathen auch deutlicher Stellung nehmen."

Wir sind Impfgegner

„Ich wurde als Kind noch gleich nach der Geburt geimpft und als dann der Nachbarjunge nach einer Impfung starb (nicht offiziell bestätigt, dass daran die Impfung schuld wäre), war für meine Mutter klar, uns 4 Kinder nicht mehr impfen zu lassen. Meine älteste Schwester war damals 9 Jahre und bekam noch eine Impfung (ich weiß jetzt nicht mehr, welche das war), jedenfalls ist sich meine Schwester sicher, dass sie nach dieser Impfung erst ihren Heuschnupfen bekam! Sie hatte vorher nie Probleme und ich auch nicht!

Wir vier Kinder sind Impfgegner und haben alle unsere Kinder davor verschont, geimpft zu werden!

Mit vielen Vorteilen – im Vergleich zu Klassenkollegen sind unsere weniger krank und haben auch weniger (eigentlich gar keine) Allergien oder Heuschnupfen!!

Meine Freundin ist inzwischen auch begeisterte Impfgegnerin und überzeugt davon, dass ihr „Großer", welcher noch geimpft wurde, das ADHS auch von einer Impfung abbekommen hat. Alle Ärzte haben ihr erklärt, dass ADHS Babys auch Schreibabys wären und sie erzählt immer, dass diese Unruhe erst nach einem halben Jahr nach der 1. Impfung begonnen hat!!

Also wir leben sehr gut ohne Impfungen, ich denke, das größte Problem ist die Selbstverständlichkeit der Impfungen und dass selten eine Mutter mal den Sinn hinterfragt!"

Man sieht es an ihrer Ausstrahlung

„Meine 5 jährige Tochter ist nicht geimpft, sie hatte bis jetzt mit 3 Monaten leichte Windpocken, sonst keine weitere Kinderkrankheit, sie wurde nur 2 Monate gestillt, hatte leichte Probleme mit der Haut am Kopf (Schorf), der minimal noch besteht und leichte Hautprobleme am Oberarm wie raue, juckende kleine Stellen, aber diese haben wir mit homöopathischer Hilfe in den Griff bekommen.

Meine Tochter ist sehr aufgeweckt, ein sehr lustiges und neugieriges Kind, motorisch ist sie anderen weit voraus, wie Radfahren mit 2,5 Jahren und Skifahren mit 3 Jahren, alles freiwillig und mit einer enormen Freude an der Bewegung, sie ist sehr fit und gesund, vielleicht ein wenig "rinnende Nase" im Herbst und Frühling, aber sonst fit.

Meine Homöopathin sagt, man sieht es ihr von Ihrer Ausstrahlung an, dass sie nicht geimpft ist, aber informiert mich immer, sie Tetanus impfen zu lassen. Hier bin ich mir nicht sicher, Ihren Ratschlag anzunehmen und überlege, ob ich diese Impfung durchführen sollte?

Bei uns im Ort ist es auch ein Thema, da haben wir den Verein Gesundes Leben. Hier werden auch immer wieder Vorträge gehalten, aber ich selbst rate nicht jedem, sein Kind nicht zu impfen, denn man stößt sehr schnell auf Gegenwehr und Aussonderung. Darum hänge ich es nicht an die "große Glocke", um ehrlich gesagt mit den Menschen, die sowieso vom Impfen überzeugt sind, mich nicht stundenlang rechtfertigen zu müssen. Man erkennt gleichgesinnte Leute auch am gleichen Interesse.

Bis jetzt bin ich mit meiner Entscheidung zufrieden, obwohl mich manche für unverantwortlich halten, dies ist natürlich immer mit sich selbst zu vereinbaren."

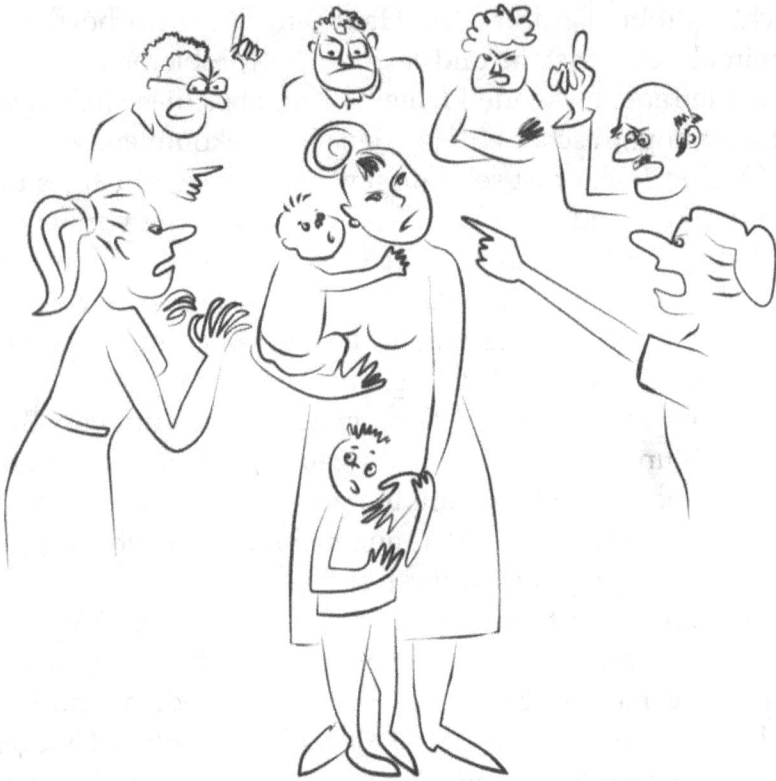

Die bessere Variante

„Unsere beiden Töchter (7,5 und 5 Jahre alt) sind nicht geimpft und strotzen nur so vor Gesundheit! Bis jetzt gab es weder Fieber noch sonstige Krankheiten, lediglich Windpocken haben beide ohne größere Komplikationen durchgemacht. Zudem sprühen beide vor Lebensfreude und sind sehr widerstandsfähig. Auch die mentale und motorische Entwicklung ist auf hohem Niveau.

Wer sich mit dem Thema Impfen ernsthaft beschäftigt, muss immer zu dem Ergebnis kommen, dass Nichtimpfen (fast immer) die bessere Variante ist. Für uns war die Entscheidung sofort klar, dass wir nicht impfen werden. Alleine die Tatsache, dass man so einen kleinen Körper solchen Attacken aussetzt, ist ein Wahnsinn. Nicht nur die Impfseren, auch die Zusatzstoffe muss der Körper verarbeiten und damit zurechtkommen. Unserer Meinung nach, ist das vermehrte Auftreten von Allergien, Neurodermitis, Asthma etc. in letzter Zeit bereits im Kleinkindesalter und oftmals nach der ersten 6-fach Impfung stark auf diesen Impfwahnsinn zurückzuführen.

Impfschäden im Umfeld zeigen, welche Auswirkungen Impfungen tatsächlich haben. Das größte Problem für uns ist die fehlende Akzeptanz im Freundeskreis – alle Kinder sind dort geimpft – ja, dass man sogar verbal angegriffen wird, als verantwortungslos beschimpft wird und als Trittbrettfahrer bezeichnet wird. Wir gehen keine Impfdiskussionen mehr ein und geben nur Auskunft auf Fragen, wobei wir natürlich unsere Einstellung stark vertreten. Leider machen sich zu wenige Eltern ernsthafte Gedanken zum Thema Impfen. Für viele ist es nur ein kleiner Stich, den man machen muss (der „Gott in Weiß" wird schon wissen, was gut für mein Kind ist…!) und die einzige Sorge ist, ob das Kind nachher fiebert, schlecht schläft oder quengelig ist! Unser Hausarzt ist selber impfkritisch eingestellt – wir haben uns bewusst für diesen entschieden, da wir uns nicht ständig für unser Nichtimpfen rechtfertigen wollen und er unsere Kinder im Fall auch homöopathisch behandeln würden (wenn diese mal krank werden). Man muss als Eltern ungeimpfter Kinder stark sein, auch in Kindergarten und Schule.

Außerdem: Sollte es nicht jedem Bürger zu denken geben, wenn der Staat Impfaktionen medial und finanziell stark unterstützt und die Pharmaindustrie mit Angstaktionen arbeitet (z.B. FSME-Impfungen: „die Gefahr lauert überall", Grippeimpfungen etc.)? Welche Absichten stecken dahinter? Warum wird versucht, Leute von etwas „so gutem" mit Angst zu überzeugen? Woran verdient die Pharmaindustrie letztendlich: an einem gesunden oder einem kranken Menschen? Vielleicht sollte dies zu denken geben.

Im März wurde nun unser 3. Kind geboren und wir

werden es natürlich auch nicht impfen lassen. Wir würden uns wünschen, dass mehr Eltern sich Gedanken machen, ob es wirklich sinnvoll und notwendig ist, das gesamte Impfprogramm durchzuziehen oder ob es nicht auch anders ginge."

Du lässt Sie eh impfen, gell!?!

„Es tut wirklich gut zu lesen, dass es so viele ungeimpfte Kinder gibt, denn gerade innerhalb der eigenen Familie habe ich es als 42-jährige Mutter einer sehr lieben, aufgeweckten, viven, intelligenten, hübschen und ganz ungeimpften Tochter (sie wird in 2 Wochen 4 Jahre jung) doch eher schwer: Mein eigener Vater - also der Opa von meiner Kleinen - hält mich für verrückt und für völlig verantwortungslos! Sein erster Satz nach der Geburt meiner Kleinen: „Du lässt sie eh impfen, gell!?!" Ich finde das einfach empathielos und schrecklich! Auch mein Onkel und meine beiden Tanten waren entsetzt, dass ich mein Kind niemals impfen lasse!

Im Kindergarten meiner Tochter gibt es einige ganz ungeimpfte Kinder! Das ist fein! Bislang war meine Tochter nur zweimal krank: einmal hatte sie Schafblattern und einmal die echte Grippe mit über 40°C Fieber! Beides hat sie super gut überstanden! Ohne jegliche Komplikationen und ohne jegliche Medizin! Sollte ich noch einmal ein Baby bekommen, dann würde ich es auch nicht impfen lassen - niemals !

Ich bin froh, dass meine Allgemeinmedizinerin vor rund 20 Jahren den "homöopathischen Weg" einschlug. Sie hält nichts (mehr) von der Schulmedizin. Die Ärztin selbst hat zwei jugendliche Kinder - beide sind ungeimpft! Falls ich einmal krank sein sollte, würde ich nur zu dieser Ärztin gehen, um mich behandeln zu lassen.

Auch mit meiner Tochter würde ich zu ihr gehen, falls sie mit der guten alten Naturheilmethode nicht genesen sollte - was ich offen gesagt recht bezweifle.

Ich bin Alleinerzieherin und überzeugte Anhängerin der Naturheilkunde und Alternativmedizin! In diesem Sinne: Bleib g'sund! Denn: „Tu Deinem Leib Etwas Gutes, damit Deine Seele Lust hat, darin zu wohnen!" Mens sana in Corpore sano!"

Das beste Immunsystem von allen 3 Kindern

„Meine Tochter Franziska, 9 Jahre alt, ist ungeimpft. Sie hat das beste Immunsystem von allen meinen 3 Kindern und ist sehr selten krank. Wenn sie krank ist, dann sehr kurz. Allerdings muss ich dazusagen, dass ich Homöopathin bin und selbst behandeln kann. Die Älteste ist viel geimpft und auch am anfälligsten, der Mittlere ist teilweise geimpft und ist auch gesundheitlich im Mittelfeld.

Die 9-jährige hat 2 schwere Operationen (wegen Missbildung) und lange Hospitalisationen hinter sich. Trotzdem ist sie sehr gesund.

Allerdings muss ich sagen, dass es in Österreich eine Impfdatenbank gibt, woraus jederzeit ersichtlich ist, wer, wann, von wem geimpft wurde. Im Sinne des Impfplans ist es ja sinnvoll, aber dadurch ist man auch überprüfbar. Ich bin mir nicht sicher, ob es nicht einmal eine Impfpflicht in Österreich (das hat es in der Nachkriegszeit bei der Pockenimpfung gegeben, die zahlreichen Impffolgen sind bekannt, mittlerweile wurde diese Impfung abgeschafft) oder Strafen für Nichtimpfen geben wird. Mal sehen, in welche Richtung wir gehen."

Es geht ums Geld

„Mein Sohn ist nun 3 Jahre alt geworden, bisher komplett ungeimpft und nun werde ich, da er eine kleine oberflächliche Wunde hat, von allen Seiten (Hausarzt, Kinderärztin,

Großmutter) bedrängt, ihn gegen Tetanus impfen zu lassen.

Unser Arzt (Akupunktur, orthomolekulare Medizin, Bioresonanz, Osteopathie) in Linz, der viele Impfgeschädigte behandelt, rät mir ab, auch nur irgendeine Impfung vornehmen zu lassen. In meiner Familie gab es einige Fälle von schweren Impfschäden (auf Impfung folgende Autoimmunerkrankung mit Schüben nach den jeweiligen Folgeimpfungen, besonders nach Hepatitis B- und Tetanus-Impfung) und einen Todesfall (Zeckenimpfung - Gehirnhautentzündung, Kind 1,5 Jahre alt).

Wir behandeln alle bakteriell und viral ausgelösten Erkrankungen mit einem besonders reinen und nach allen Regeln der Kunst hergestellten Kolloidalen Silber (10ppm). Mein Sohn wird zudem homöopathisch behandelt, sehr erfolgreich. Unsere Homöopathin, die auch Allgemeinmedizinerin ist, kontaktiere ich in meiner Angst, ich müsste das Kind vielleicht doch gegen Tetanus impfen lassen. Sie meint, eine Impfung sei absolut nicht nötig, die Wunde sei minimal, konnte ausbluten und ist sauber. Meine Verunsicherung, ausgelöst durch den Druck der beiden oben erwähnten Ärzte, beginnt wieder abzunehmen.

Mit kolloidalem Silber als Prophylaxe fahre ich sogar in die Tropen, lebe dort auf "einheimische" Art und Weise und wurde nie krank, und ohne Malaria-Medikation. Freunde machen es ebenso und alle sind gesund geblieben. An all das erinnere ich mich und so bin ich endlich wieder davon überzeugt, dass es das Beste ist, dem Kind und niemandem eine Impfung zuzumuten!

Die eingangs erwähnte Kinderärztin meint sogar, als ich sie frage, ob sie nur gegen Tetanus impfen würde, dass dies nicht in Frage käme, sie würde unter allen Umständen nur die 6-fach Impfung geben!

Die Frage nach der ärztlichen Fürsorge (das Kind braucht aufgrund seiner Situation – wenn überhaupt!!! – nur die Tetanus-Impfung) in diesem Zusammenhang beantwortet sie nicht, als ich ihr sage, das sei ja wie im Großmarkt, wo ich nur Riesenpackungen kaufen könne, die ich nicht brauche, wozu noch kommt, dass es sich hier nicht um Klopapier, sondern um ein Gefahrengut handle und das Komplikations-Risiko sinnlos auf das 6-fache ansteigen würde, bleibt sie still und beendet das Gespräch.

Generell frage ich mich ja: wenn der Fokus in der Schulmedizin so sehr auf dem Impfen liegt, dann werden wir in 10 Jahren 50 Impfungen brauchen und in 20 Jahren 500 Impfungen, nicht? Warum wird nicht viel mehr an der natürlichen Immunisierung und an Heilmethoden für den Erkrankungsfall gearbeitet? Ich vermute, es geht ums Geld, denn Impfungen werden systematisch und en masse verabreicht, eine sichere und vor allem berechenbare Einnahmequelle."

Nicht mal gegen Zecken?

„Meine Kinder sind 4,5 und 1 Jahr alt und beide ungeimpft. Treibende Kraft zu dieser Entscheidung war ich, da ich im Behindertenbereich arbeite und meine Cousine ihren damals 8-jährigen Sohn an Impffolgen verlor. Er hatte nachweislich Quecksilber im Körper, das nach und nach seine Muskulatur zerstörte.

Immer wieder erzählen mir Eltern von Klienten, die ich betreue, dass sie beobachteten, dass sich ihr Kind nach einer Impfung veränderte. So eine jetzt 32-jährige Frau, die im Alter von fast 2 Jahren bereits 3-Wortsätze sprach und motorisch normal entwickelt war. Nach einer Impfung (welche ist mir leider nicht bekannt) bekam sie Fieber und begann zu krampfen. Heute ist sie geistig schwer behindert.

Aber ich sollte doch von meinen Erfahrungen berichten und nicht von anderen. Nachdem sich auch mein Mann sein Bild über Impfungen gemacht hatte, war auch er davon überzeugt, unsere Kinder nicht impfen zu lassen.

In unser beider Familien stießen wir auf Unverständnis,

wurden aber viel zu unserer Entscheidung befragt. Mittlerweile lässt auch meine Schwägerin nicht mehr alles impfen und wurde zumindest impfkritischer als vorher.

Unsere Große hatte bis dato keine Kinderkrankheiten und war auch sonst noch nie schlimmer krank. Bei kräftigem Husten und Schnupfen fiebert sie schon mal bis zu drei Tage. Leider kann ich nicht sagen, wie hoch ihr Fieber wird, weil ich nicht messe und auch höchstens Wadenwickel zur Fiebersenkung anwende. Ist das Fieber weg, hüpft sie auch wieder durch die Gegend und man merkt ihr nichts mehr an. Sie hatte einmal (laut einer befreundeten Ärztin) eine starke Bronchitis "mit Hang zur Lungenentzündung" (wenn ich so etwas schön höre!), die ich homöopathisch behandelte und sehr rasch abklang.

Unser 1-jähriger hatte im ersten Halbjahr oft Husten, den ich mit feuchter Luft und Wickel bekämpfte. Vor 6 Wochen hatte das Nachbarmädchen die "Hand-Mund-Fuß-Krankheit", die auch er den Anzeichen nach bekam. Allerdings verlief sie bei ihm weitaus harmloser und viel rascher als beim Nachbarmädchen (geimpft).

Unsere Umwelt reagiert sehr unterschiedlich. Wir haben sehr viele in unserem Bekanntenkreis, die nicht impfen.

Unverständnis gibt es immer wieder, aber wir haben gelernt, abzutasten, ob es Sinn macht, mit dem Gegenüber zu diskutieren oder es bei ein paar Worten bleiben zu lassen.

Unsere Ältere kommt mit kommenden September in den Kindergarten. Bei der Einschreibung war die Kindergärtnerin sehr erstaunt, dass unsere Tochter nicht geimpft ist. "Nicht einmal gegen Zecken, wo wir doch im Risikogebiet wohnen" waren ihre Worte. Sie meinte, dass ich mich schon noch anders entscheiden werde, wenn sie einmal die ersten Zecken habe. Komisch, wo wir doch im Risikogebiet wohnen, hatte sie noch nicht mal eine Zecke und wir wohnen direkt neben dem Wald."

Nicht nur sinnlos, sondern auch gefährlich

„Ich bin Mutter von drei Kindern (15, 13 und 20 Monate alt). Alle drei sind nicht geimpft. Meine Erfahrung reicht ja nun schon über ein paar Jahre und ich muss immer wieder feststellen, dass Mütter aus Angst und Unwissenheit ihre Kinder einer großen Gefahr aussetzen, denn Impfen ist nicht nur sinnlos, sondern auch gefährlich.

Ich muss immer wieder von Müttern hören, dass ihre Kinder nach der Impfung entweder extrem viel schlafen oder viel schreien. Dies sind noch die besten Nebenwirkungen, die mir mitgeteilt werden. Wir haben sogar Bekannte, wo das Kind bereits gestorben ist aufgrund der Impfung. Bei meinen Kindern kann ich mitteilen, dass meine Tochter jetzt 15 Jahre eine Zeit hatte, wo sie öfters Mandelentzündung hatte, sie es jedoch ohne Antibiotikum schaffte. Sie ist äußerst gesund und isst gerne gesunde Sachen (natürlich nascht sie auch gerne). Mein Sohn ist nun 13 und hatte leichte Neurodermitis mit viel Bronchitis. Er hat nun überhaupt keine Probleme mehr und auch keine Bronchitis mehr. Er hat eine Hausstaubmilbenallergie, welche er aber gut im Griff hat. Medikamente von der Schulmedizin haben wir nicht benötigt. Auch er hat bis jetzt noch kein Antibiotika in seinem Leben benötigt. Meine Kleinste ist auch wohlauf und wird sicher auch nicht geimpft.

Mir hat das Buch „Impfen - das Geschäft mit der Angst" sehr viel geholfen, bzw. auch mein Heilpraktiker Studium. Die Kinder meiner Schwester sind auch alle nicht geimpft. Auch die Kinder meiner Schwägerin sind nicht geimpft. Meiner Erfahrung nach sind ungeimpfte Kinder etwas aufmüpfiger, da sie alles sagen, was ihnen nicht passt. Es wird ja nichts unterdrückt. Ich kann allen Müttern nur empfehlen, sich wirklich eindringlich mit diesem Thema auseinanderzusetzen, bevor sie Ihre Kinder impfen lassen, denn

Unwissenheit schützt vor Strafe nicht – und nicht vergessen – Impfen ist eines der besten Geschäfte, die gemacht werden."

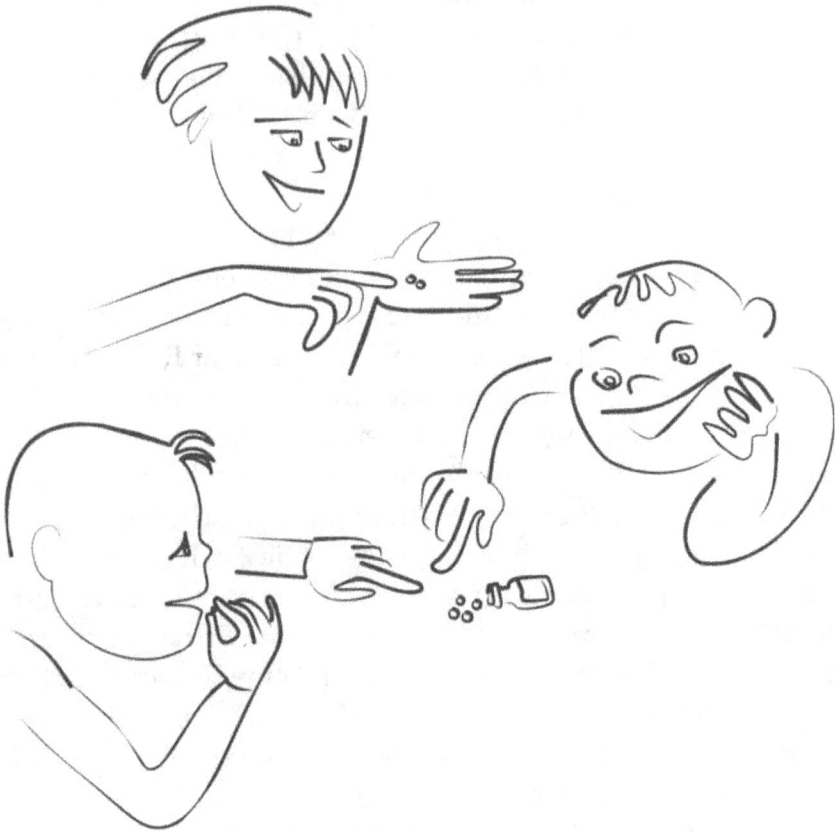

Unsere Kinder lieben die Kugerln

„Gerne ein paar kurze Worte zu unseren 3 ungeimpften Kindern, denn viel gibt es auch gar nicht zu sagen ...unsere 3 Kinder – 7, 4, und 3 – sind von stabiler Gesundheit und kaum krank. Selbst diesen sehr kalten Winter haben sie ohne einen einzigen Krankheitstag erlebt.

Unsere Kinder haben noch nie ein Antibiotikum gebraucht und werden bei allfälligen Beschwerden mit

Homöopathie und Hausmitteln behandelt. Seit den Mutter-Kind-Pass-Untersuchungen waren wir eigentlich nicht mehr beim Arzt, weil ich akute Krankheiten sehr gut selbst homöopathisch behandeln kann. Konstitutionell werden wir von unserer Homöopathin begleitet.

Unsere Kinder lieben die "Kugerln" und wählen sich oft selbst die für sie passende Arznei aus unserer Apotheke aus. Ich bin unserer Hebamme sehr dankbar, dass sie mich bestärkt hat, unseren ersten Sohn nicht zu impfen.

Bei der Vorstellung meinem gerade 3 Monate alten Baby würde eine 6-fach Impfung injiziert, empfand ich körperliche Schmerzen. Bei den beiden Jüngeren waren wir dann schon ganz überzeugt, nicht zu impfen und das Vertrauen in diese Entscheidung war und ist stark.

Schweiz

Gesund und biologisch

„Ich habe 2 Kinder, davon wurde der jüngere (Samuel, heute 9 Jahre alt) nach einem Unfall mit Starrkrampf geimpft, er war 7 Jahre alt, diese Impfungen habe ich dann weitergezogen als Grundimmunisierung. Ansonsten sind keine Impfungen vorhanden. Michael (11 Jahre alt) hat bis heute keine Impfung.

Wir sind eine Familie, welche sich gesund und biologisch ernährt. Wir leben auf unserem Bauernhof. Unsere Kinder sind gesund, Kinderkrankheiten hatten sie noch fast keine, Windpocken als sie klein waren, Samuel war erst ca. 2 Jahre, er hat dies aber sehr gut überstanden. Ansonsten bin ich mir nicht sicher, ob noch weitere Kinderkrankheiten kamen. Sie gesunden immer sehr schnell und Symptome waren zwar da, aber nicht ausgeprägt. Grippe während der Winterzeit kennen wir kaum, diesen Winter das erste Mal, aber nur Samuel und nur ein paar Tage. Wochenlange kranke Kinder kennen wir nicht.

Auch ich lasse mich seit Jahren nicht mehr impfen, meine letzte Starrkrampfimpfung ist bald 20 Jahre her.

Der Entscheid nicht zu impfen wird in meiner persönlichen Umgebung als persönlicher Entscheid angenommen. Es gibt so viele Meinungen über Impfen. Meine ist die meinige und die anderen haben die ihrige. Jedem das seine. Ich versuche niemanden zu überzeugen. Jeder steht selbst hinter seinen Entscheidungen und muss je nach dem auch die Konsequenzen dafür tragen."

Wir sind ein Teil der Natur

„Als meine Frau schwanger wurde, hat uns ein Kollege auf

die Gefahren, welche Impfungen haben, aufmerksam gemacht. Da dies für mich Neuland war, habe ich mir einige Bücher besorgt, bin an ein Seminar von Frau Petek gegangen und habe mir diverse Gedanken dann über die Problematik „Impfen" gemacht. Nach all den gesammelten Erkenntnissen sind ich und meine Frau zur Überzeugung gekommen, unser Kind nicht zu impfen. Nebst dem Argument, dass Impfungen gesundheitsschädigend sein können, ist mein Hauptargument nicht zu impfen dieser: wir sind ein Teil der Natur und die Natur bringt nicht grundlos irgendeine Krankheit oder Kinderkrankheit hervor. Auch wenn wir hinter den Lebensgesetzen nicht immer alles verstehen (was manchmal vielleicht auch besser ist), wird dies einen Sinn haben.

Auch wenn sich unsere Tochter prächtig entwickelt, kann ich nicht irgendwelche Unterschiede zu den geimpften Kindern erkennen. Unsere Tochter hat seit dem 4. Lebensjahr den falschen Krupp. Trotz homöopathischer Behandlung hat sich dies bisher nicht gebessert. Leider auch bei einem Krupp-Anfall nützten die Kügelchen in nützlicher Zeit nicht, so dass wir ihr die Medikamente, die wir im Spital beim ersten Anfall erhalten haben, geben mussten. Ab dem 6. Lebensjahr hat sie Heuschnupfen bekommen, der je nach schönen Tagen ziemlich heftig ist. Auch da wurde sie homöopathisch behan¬delt. Leider auch bisher ohne Erfolg. Erkältungen hat sie so etwa 3-4-mal jährlich. Es gibt geimpfte Kinder, die haben wesentlich mehr, aber auch geimpfte Kinder, die haben nicht mehr.

Schwierigkeiten mit anderen Paaren, welche geimpfte Kinder haben, gab es bisher keine. Auch in der Schule gab es bisher keine Schwierigkeiten. Der Schularzt meinte nur, es wäre besser, wenn die Kinder geimpft sind. Als Kinderarzt haben wir einen Anthroposophen, der auch Dr. med. ist. Da waren wir vor etwa 5 Jahren das letzte Mal.

Von den Kinderkrankheiten hatte sie bisher die Ringelröteln und sehr, sehr schwach die Windpocken. Andere Kinderkrankheiten hatte sie bisher noch nicht. (Nebenbei möchte ich hier erwähnen, dass eine Schulkollegin von ihr, welche nach Plan geimpft ist, stark den Mumps mit Komplikationen hatte.)

In der Schule hat sie keine Schwierigkeiten. Sie entwickelt sich, wie bereits geschrieben, prächtig. Trotz den erwähnten gesundheitlichen Unpässlichkeiten würde ich auch weiterhin auf Impfungen aus oben erwähnten Gründen verzichten."

Wir würden es wieder genau gleich machen

„Unsere Kinder sind jetzt 11, 9 und beinahe 5 Jahre alt und haben keine Impfungen erhalten. In unserem Freundeskreis kannte ich einige Mütter, die sich mit diesem Thema befassten und ihre Kinder nicht geimpft hatten. Ich besuchte einen Vortrag von Anita Petek (www.aegis.ch) und las diverse Bücher. Dies und mein Bauchgefühl sagten mir, unsere Kinder nicht zu impfen. Bis heute habe ich es nicht bereut.

Unsere Kinder sind gesund, haben keine Allergien oder chronische Krankheiten. Wenn nötig, haben wir Kontakt mit einem erfahrenen Homöopathen, sei es für akute Fälle oder für ein Konstitutionsmittel. Bei Ohrenweh, länger andauerndem hohem Fieber, Bauchkrämpfe als ganz kleine Babys, Unfälle usw. konnte ich jeweils nach telefonischer Besprechung mit dem Homöopathen das richtige Mittel, meist aus meiner homöopathischen Notfallapotheke, geben. Bis heute hatten wir nur bei Unfällen Arztbesuche, nie bei Krankheit. So hatten wir das Glück, bis heute unseren Kindern kein Antibiotikum verabreichen zu müssen. Im ersten Lebensjahr besuchte uns zuhause die Mütter/Väterberatung und somit waren unserer Meinung nach die Monats- oder Jahreskontrollen beim Arzt nicht nötig. Die zwei älteren Kinder hatten die Winkpocken. Gerade jetzt beim Schreiben wird mir bewusst, wie wenige

Male ich mit meinen Kindern den Arzt besuchen musste.

Ich finde es sehr wichtig, sich übers Impfen, vor allem aber übers Nichtimpfen zu informieren. Die Verantwortung tragen schlussendlich immer die Eltern, sei es fürs Impfen oder auch fürs Nichtimpfen. Zur Gesundheit gehört natürlich noch mehr dazu: Liebe, Geborgenheit, Vertrauen, Bewegung, Ernährung usw.

Wir sind dankbar für unsere gesunden Kinder und würden es wieder genau gleich machen."

Selbstheilungskräfte

„Ich habe zwei ungeimpfte Kinder, zwei Mädchen 9 3/4 und knapp 13 Jahre alt. Ich habe diese Entscheidung nie bereut, im Gegenteil. Unsere Mädchen waren und sind praktisch nie krank. Die größere Tochter musste noch nie, die kleinere vor einem Jahr das erste Mal Antibiotika einnehmen (Lungenentzündung). Auch als sie Babys und Kleinkinder waren, hatte ich nie größere Probleme mit ihnen. Ich muss dazu noch sagen, dass beide Mädchen homöopathisch begleitet werden. Beide Mädchen haben die Windpocken und das Dreitagefieber durchgemacht.

Als die Mädchen klein waren, war das Thema Impfen immer wieder Gesprächsstoff im Freundes- und Familienkreis. Doch als sie sahen, wie gesund unsere Kinder immer waren und sind, hat bald niemand mehr etwas gesagt. Das war mir übrigens auch egal, ich kann gut fürs Nichtimpfen einstehen, verurteile aber auch niemanden, wenn er dies tut.

In der Schule gibt es immer wieder diese Impfbüchleinkontrolle. Da wir aber in der Schweiz keinen Impfzwang haben, war dies auch nie ein Problem.

Ich bin weder alternativ noch gegen die Schulmedizin, doch glaube ich fest an die eigenen Selbstheilungskräfte. Immer wieder wurde und werde ich von meiner Homöopathin überrascht, wie sie den Kindern (und auch mir) bei

Krankheiten helfen kann. Trotzdem war ich sofort bereit, meiner kleinen Tochter Antibiotika zu geben, als sie nach einer längeren Erkältung eine linksseitige Lungenentzündung entwickelte.

Übrigens, der Kinderarzt war auch nie ein Problem: Klar findet er meinen Entscheid nicht in Ordnung, doch wenn man überzeugt auftritt, wird dies problemlos akzeptiert...und sonst würde ich halt den Arzt wechseln."

Das Tabu der Impfungen

„Tochter Jahrgang 1996: Die ersten Impfungen mit 3 – inkl. 6 Monaten alle gemacht, danach nichts mehr bis die Tochter 6 Jahre alt war. Mit 6 nochmals Kinderlähmung und Keuchhusten geimpft, danach gar nichts mehr.

Als ganz kleines Baby ist meine Tochter auf den Armen einer Kollegin plötzlich blau angelaufen, einfach so (ich kann heute nicht mehr sagen, ob das nach der Impfung war oder nicht) und wurde danach zur Überwachung ins Kinderspital gebracht, wo man aber nichts feststellen konnte. Als Kleinkind war sie sonst immer gesund, hatte aber Neurodermitis, weswegen wir im Februar 1998 Abklärungen machen mussten. Ergebnis: Hohes Allergiepotenzial, aber kein eigentlicher Auslöser gefunden. Eine Nachbarin hatte ihr Kind geimpft und danach war es dauernd erkältet und hatte keine Abwehr mehr. Dieses Miterleben der Krankengeschichte des Mädchens und das Buch „Das Tabu der Impfungen" haben mich mit dazu bewogen, meine Tochter erst wieder mit 6 Jahren impfen zu lassen. Bei der Impfung mit 6 hat meine Tochter aber dermassen aufgeheult (das ging dem Arzt durch Mark und Bein, er hat sich bei meiner Tochter entschuldigt, so erschrocken war er), dass mir klar war, fortan keine Impfungen mehr zu machen. Das war irgendwie ein „Klick-Erlebnis" und die Sache war klar. Vom Hausarzt als

Kinderarzt haben wir zu einem Homöopathen gewechselt und sind sehr zufrieden.

Verhalten: Kind, sehr lebendig, schlechte Konzentration, mittelmässige Schülerin, kein Antrieb zum Lernen, sehr sportlich.

Tochter Jahrgang 2003: KEINE IMPFUNGEN. Von Anfang an war uns klar, dass wir die zweite Tochter nicht impfen lassen – aus den oben genannten Gründen und weil es für uns einfach nicht stimmig war. Wir sind weder sehr grün, noch sehr gläubig, haben aber Vertrauen in den Menschen selber und somit auch in unsere zweite Tochter, dass sie ohne Impfungen auskommt. Gesagt, getan, heute wird sie 9 Jahre alt und hat nie eine Impfung bekommen, obwohl unser Hausarzt meinte, wir sollen uns wenigstens die Starrkrampf-Impfung überlegen (was wir auch tun). Einzig das Schlafen war immer ein grosses Thema bei uns, ansonsten ist sie kerngesund und munter. Kürzlich hat sie die wilden Blattern bekommen, aber in einer so sanften Form und innerhalb einer Woche war der Spuk überstanden, dass wir überzeugt sind, dass ihre gute Abwehrkraft sicher nicht nachteilig war. Krankheiten kennen wir keine, sie hat aber, als sie noch kleiner war, hie und da einen Fiebertag eingelegt (38.5 Grad) und war danach wieder munter. Wir sind überzeugt, dass sie dank ihrer guten Abwehr von vielem verschont geblieben ist und dass die gute Abwehr vom nicht impfen kommt, aber uns ist bewusst, dass diese Denkweise einfach für uns stimmt und für die anderen nicht stimmen muss. In Gesprächen mit anderen Müttern, die vor der Entscheidung stehen, impfen oder nicht, sage ich immer wieder das Gleiche: Wer nicht wirklich voll hinter dem Nichtimpfen stehen kann und Angst hat, was falsch zu machen, soll lieber impfen. Ich fühle, dass ganz viele Mütter lieber nicht impfen wollen, aber dann „Schiss" haben, die Verantwortung zu tragen, wenn was passieren sollte. Es gibt noch zu wenige Eltern, die ihre Kinder nicht impfen, ich spüre von einigen eine gewisse „Bewunderung" für den

Mut, es nicht zu tun, aber für mich hat das mit einer Überzeugung zu tun, mit dem Glauben, dass der Mensch sich selber heilen (und krank machen) kann und die Verantwortung bei jedem selber zu suchen/finden ist.

Verhalten: Sehr bei sich, ausgeglichen, strahlend, sehr gute Schülerin, ohne viel zu lernen, es geht irgendwie einfach alles von selbst, fokussiert, sportlich,

Im Kindergarten/Schule war es bisher noch nie ein Thema, ob das Kind geimpft ist oder nicht, diese Zeiten werden wohl erst noch kommen aber dann ist meine aus dem Schulalter raus....

Unsere Kinderplanung ist abgeschlossen, aber ich würde auf jeden Fall keines meiner Kinder mehr als Baby impfen (wegen der Abwehr), ob ich es jetzt noch tun soll, ist so eine Frage, die ich nicht ganz klar beantworten kann. Irgendwann müssen wir ja mal wieder zum Kinderarzt (eigentlich nur immer zur Kontrolle, sonst nie) und da wird das schon ein Thema werden."

Da war der Teufel los

„1. Geschichte: Als meine Tochter 2 Wochen alt war, musste ich mit ihr das erste Mal zum Kinderarzt, um eine Erstuntersuchung zu machen, da die Hebamme bei der Hausgeburt die Gesundheit des Babys nicht beglaubigen darf. So begab ich mich dorthin, beim Anblick meiner Tochter im Tragetuch gefror sein Lächeln, beim Thema Hausgeburt wurde er noch reservierter und als ich beim Thema Impfen klarstellte, dass ich eine vehemente Gegnerin bin, war der Teufel los. Es hagelte nur so von Vorwürfen wegen genau solchen Eltern könnten gefährliche Krankheiten nicht eliminiert werden und ich hätte sicher noch nie ein Kind an Keuchhusten oder Starrkrampf sterben sehen usw.. Ich bin ja nicht gerade auf den Mund gefallen, aber meine Argumente wurden gar nicht gehört, er war taub für meine Einwände. Schlussendlich begann die Kleine zu weinen, da er parallel zur "Debatte" seine Untersuchungen durchführte - sie wurde wie ein Stück Ware behandelt! Auf jeden Fall flüchtete ich aus dieser Praxis und wurde dort nie mehr gesehen....

2. Geschichte: Die gleiche Tochter wurde mit etwas mehr als 3 1/2 Jahren krank. Es begann mit Schnupfen, Husten, hohem Fieber, brennenden Augen, dies drei Tage sehr stark. In der vierten Nacht kam sie ins Delirium, sah Käfer und Spinnen in ihrem Bett und bei mir in den Haaren. Am Morgen war das Fieber ziemlich gesunken und zum ersten Mal hatte sie wieder Lust zu essen. Der Tag verlief recht gut, sie klagte aber, dass die Sonne sie blende (es war aber bedeckt). In der nächsten Nacht kam das Fieber zurück und am nächsten Morgen zeigte sich ein Ausschlag am Kopf, Rumpf, der sich bis am Abend über den ganzen Körper ausbreitete. Je mehr der Ausschlag heraus kam, desto mehr sank das Fieber und nach 5 "Hauttagen" war sie genesen. Wie waren wir froh, dass es "nur" die Masern waren!! Schön zu sehen, wie ein gesundes Kind diese vermeintlich ja so gefährliche Krankheit mit nur einem homöopathischen Mittel gut überstanden hat! In den folgenden Wochen war sie körperlich noch etwas schlapp, aber die geistige Entwicklung nahm einen Sprung, wie das oft nach Kinderkrankheiten zu beobachten ist!

Ich bin nun selber Homöopathin und bin glücklich, wenn ich wenigstens ein paar Eltern in der ganzen Impfsache unterstützen und beraten kann, noch schöner ist es, wenn sie sich dann entschließen einen impffreien Weg mit ihrem Kind zu gehen."

Die Verantwortung trägt sowieso jeder selber

„Unsere Tochter ist 10 Jahre alt und gänzlich ungeimpft. Wir haben uns damals aus Überzeugung gegen das Impfen entschieden und bereuen diesen Entscheid bis heute nicht. Im Gegenteil - je mehr wir über das ganze Thema wissen, desto sicherer fühlen wir uns auf unserem Weg. Sicherlich gehören auch andere Faktoren für Gesundheit mit dazu - gesunde Ernährung, Bewegung, aber auch ganz viel "da sein" fürs Kind - nicht nur in den ersten 2-3 Jahren!

Unsere Tochter war noch nie "ernsthaft" krank. Sie hatte den Keuchhusten, die Windpocken und ab und zu eine Erkältung mit Fieber und Husten.

Im Gegensatz zu anderen Kindern, ist sie wirklich sehr selten krank - und wenn sie dann doch mal was hat, ist sie viel schneller wieder "auf den Beinen".

Dass wir nicht impfen, ist in unserem Bekanntenkreis inzwischen akzeptiert, vielleicht werden wir nicht von allen wirklich verstanden, doch unsere Tochter ist für uns Beweis genug, auf dem richtigen Weg zu sein!

Wir kennen immer mehr Menschen, die sich gegen das Impfen entschieden haben - aus Überzeugung!

Weil man das ganze hinterfragt und einmal etwas kritischer betrachtet - die Verantwortung muss sowieso jeder selbst tragen, und das denken wir, möchten viele Eltern eben nicht und haben das Gefühl, wenn ihre Kinder geimpft sind, übernimmt das der Kinderarzt!?!?"

Mumps trotz Impfung

„Das dritte Kind unserer Familie, Nico, geboren 2008 ist vollständig ungeimpft, die ersten beiden Kinder (geb. 1998/2000) wurden bis 2-jährig gemäss schweiz. Impfplan geimpft.

Nico ist ein aufgestellter Knabe mit freundlichem Wesen, der sich aber auch durchzusetzen weiß, z.B. wenn ihm jemand etwas wegnehmen will. Im Gegensatz zu seinen älteren Geschwistern geht er offen auf alle Leute zu. Inwieweit dies auch mit seinem „Nachzügler-Status" zusammenhängt, weiß ich nicht. Er kann sich gut selbst beschäftigen und hilft gerne bei Hausarbeiten mit.

Nico wird, wie die ganze Familie, homöopathisch behandelt. Seine Entwicklung seit Geburt bis jetzt verlief normal. Mit drei Jahren war er trocken Tag und Nacht. Im Gegensatz zu seinen viel grösseren Geschwistern kann er den Urin für mehrere Stunden zurückhalten. Mit zweieinhalb Jahren machte er die Windpocken durch (ebenfalls ausschließlich mit homöopathischen Mitteln behandelt) und anschließend verbesserte sich seine Sprache auffällig. Der einzige Punkt, wo er mehr Probleme als seine Geschwister hat, ist mit dem Durchschlafen. Manchmal hat er Phasen, wo er einmal nachts ruft oder zu uns ins Schlafzimmer kommt. Ich bin im Moment am Abklären, ob ich wegen Belastung des Bettplatzes noch etwas unternehmen muss (aus gleichem Grund hatte ich seinen Bruder als Baby umplatziert, aber wir haben kein weiteres Schlafzimmer mehr zum Ausweichen...). Beim Zahnen hatte er auch Durchschlafprobleme, sowie leicht erhöhte Temperatur. Nico hatte schon einige Magen-Darmgrippen (familiäre Schwachstelle), sowie vor kurzem einen Infekt mit etwas Fieber und Ohrenschmerzen, die wir jedoch auch mit homöopathischen Mitteln behandeln konnten. Er musste noch nie wegen einer Krankheit zum Arzt.

Im Vergleich zu Nico möchte ich noch kurz die Situation der beiden anderen Kinder, die als Kleinkind geimpft wurden, erläutern. Seine Schwester hatte nach einer Mehrfachimpfung einen derart schlimmen Schüttelfrost mit anschließend sehr hohem Fieber, was mich in große Angst versetzte. Als ich den Arzt informierte, meinte dieser nur, das sei nichts Schlimmes und ich könne dem Kind ja Fiebermittel geben. Als Kleinkind dann musste ich mit ihr viele Male zum Arzt wegen wiederholten Ohrenentzündungen, die fast immer mit Antibiotika bekämpft wurden. Später dann hatte sie nach fast jedem Hallenbadbesuch über mehrere Tage das Gefühl, ein oder beide Ohren seien „verschlossen". Sie geht eher zurückhaltend auf Leute zu und hat phasenweise eine Reizblase sowie grosse Erwartungsanspannung.

Sein Bruder wurde mit halbjährig (voll gestillt und ohne Beikost) wegen einer Angina mit Antibiotika behandelt und entwickelte später zur Kindergartenzeit einen massiven Reizhusten. Er hatte stets das Gefühl, dass ihn der Kehlkopf kitzle und hustete heftig, laut und vor allem ständig und brachte uns alle fast zur Verzweiflung. Manchmal war es für wenige Woche besser, um dann wieder mit voller Wucht auszubrechen. Der Arzt konnte nichts Spezielles feststellen und gab Hustensirup, der bei ihm Durchfall auslöste. Anschliessend hätte ich Antibiotika geben sollen (obwohl das Blut keine Unregelmässigkeit zeigte beim ersten Untersuch), was ich verweigerte. Irgendwann bekam er dann ein neues homöopathisches Mittel, welches diesen Reizhusten zum Verschwinden brachte. Aber wir brauchten hier viel Geduld!

Im Vergleich zu seinen beiden teilweise geimpften Geschwistern hat Nico bis jetzt ganz klar mehr Abwehrkraft. Selbst heute noch sind die grösseren Geschwister viel öfter erkältet oder krank als er. Wenn ich nochmals ein Kind hätte, ich würde es ganz klar nicht impfen.

Vor kurzem wurde meine Mutter von einem Hund gebissen. Sie hatte grosse Angst vor Tetanus und wollte unbedingt die Impfung machen, was sie dann auch tat. Gut drei Tage später hatte sie eine akute Handgelenksentzündung (heiss und dick geschwollen), welche sie wiederum mit starken Medikamenten (inkl. Cortison) behandelte. Die Entzündung war schnell weg, dafür fiel sie in eine Depression. Sie war früher schon phasenweise depressiv, aber vor diesem Vorfall schon viele Monate beschwerdefrei. Dies ist für mich ein typischer Ablauf, wie es nach einer Impfung gehen kann, wobei ja kein Arzt dies als Impffolge melden würde. Im Übrigen hatten wir letztes Jahr einen Angestellten, dessen Tochter, voll durchgeimpft, an Mumps erkrankte. Sein Kommentar: „Ist ja die halbe

Kinderkrippe an Mumps erkrankt, da ist es ja kein Wunder". Ich aber frage mich, wieso erkrankt sein Kind, wo es doch angeblich „geimpft" ist?"

Wash it, peel it or leave it

„Sohn, 14 Jahre alt, ungeimpft, hat keine Allergien, keine Unverträglichkeiten und ist höchst selten krank, wenn dann evtl. einen Tag mit fiebrigem Prozess. Er hat eine sehr gute Rekonvaleszenz. Ich behandle alle unsere Familien-erkrankungen mittels Phytotherapie (Spagyrik, Heiltee, Wickel, Ayurveda Kräutermischungen, Bäder), Homöopa-thie oder mit Bachblüten. Schulmedizin brauche ich prak-tisch nicht.

Bisher hatte er nur die Varizellen, und ich warte sehnsüchtig auf Masern, Mumps oder Röteln...Der Pädiater diskutiert nicht mehr mit mir, er kennt mich mittlerweile. Ansonsten ist die Akzeptanz kein Thema. Für Klassenlager, Pfadiweekend etc. informiere ich, dass das Kind ungeimpft ist und dass ohne elterliches Einverständnis auch in Notfäl-len keine Impfungen gemacht werden dürfen (schriftlich) - hatte nie irgendwelche negativen Reaktionen darauf.

Meine Tochter, 9 Jahre alt, ist auch ungeimpft, ebenfalls keine Allergien, keine Unverträglichkeiten und ist höchst selten krank, wenn dann Bauchschmerzen, Übelkeit und Er-brechen. Bettruhe, Heiltee und Zuwendung hilft.

Thema Reisen und Impfen/Medikamente: schon immer reisten wir mit der ganzen Familie im Urlaub als Individual-touristen/Backpacker herum. Auch lebten wir während 2 Jahren in Asien zusammen mit unseren damals noch kleinen Kindern. Weder beim Reisen in Asien, Lateinamerika oder im Nahen Osten, noch während unseres längeren Ausland-aufenthaltes hatten wir gesundheitliche Probleme (nicht einmal Magen-Darm-Probleme!). Oberster Grundsatz war Hygiene, Hygiene, Hygiene und die eiserne Regel beim

Reisen "wash it, peal it, cook it or leave it". Lustigerweise hatten wir eher Verdauungsschwierigkeiten beim Essen in Frankreich und/oder Deutschland. Wahrscheinlich lag dies daran, dass die Qualität der angebotenen Speisen nicht unserem gewohnten Standard entsprach und die Menüs auch weniger raffiniert gewürzt waren. Frisch zubereitete und saisonale Nahrungsmittel sind das A und O der Ernährung, die Gewürze sozusagen Heilmittel aus dem Küchenschaft.

In unserer Reiseapotheke befinden sich vor allem Homöopathie, Heftpflaster und Verbandsmaterial, S.O.S GTT, Desinfektionsmittel und für den Notfall Dafalgan/Benuron. Ingwer und Kurkuma sowie ein Schluck Whiskey sind ebenfalls super Heilmittel für unterwegs.

Mit dem Zugang zu sauberem Trinkwasser und dem Angebot an wichtigsten sanitären Anlagen, sowie dem Einhalten der rudimentärsten Hygienevorschriften (Seife und Hände waschen) könnten viele Erkrankungen auch in Zeiten von großen Katastrophen und Hungersnöten vermieden werden. Das Geld, welches durch Impfkampagnen benutzt wird, wäre meines Erachtens sinnvoller genutzt, um z.B. in Flüchtlingscamps Toiletten aufzustellen."

Wertvoller Grundstein

„Ich bin Mutter von mittlerweile 3 Mädchen. Die älteste ist zehn Jahre alt, die mittlere acht Jahre alt und die jüngste gerade mal drei Monate!

Die Älteste wurde leider noch geimpft, aber nur bis und mit sechs Monate! Sie hatte nach der zweiten Impfung mit vier Monaten die erste massive Bronchitis, welche mein Kinderarzt zuerst mit Antibiotika (wegen Streptokokken) und danach mit Cortison behandelte! Solange sie das Cortison nahm, war der Husten fast weg. Kaum haben wir aufgehört, fing das Ganze von vorne an!

Gott sei Dank meinte es das Schicksal gut mit mir, und

schickte mir meine heute beste Freundin über den Weg! Sie ist Homöopathin und hat meine Tochter dann behandelt.

Ich war begeistert von der Wirkung! Sie empfahl mir dann, nicht mehr zu impfen, was ich ab diesem Zeitpunkt auch nicht mehr getan habe. Ich habe mich dann Schritt für Schritt in die Thematik eingelesen und habe mir so mehr Sicherheit und Überzeugung angeeignet. Im Endeffekt hat mich die ganze Geschichte auf meinen Lebensweg gebracht und hat mir gezeigt, in welche Richtung ich gehen muss. Ich habe mich zur Homöopathin ausbilden lassen und begleite heute selber immer wieder Kinder, welche durch die Impfungen in chronische Krankheiten hinein manövriert wurden!

Meine mittlere Tochter hatte dann das Glück, völlig ungeimpft durchs Leben zu gehen. Der Unterschied war schon sehr extrem. Während die Große immer mal wieder krank war und dann auch lange brauchte, bis sie sich ganz erholt hatte, war die Kleine viel weniger krank, und wenn, dann kurz und heftig! Sie konnte auch immer besser fiebern als die Große! Sie war einfach insgesamt die robustere Natur. Heute sind, Gott sei Dank, beide sehr gesund. Wenn in der Schule wieder mal eine Grippewelle um sich schlägt, sind meine Kinder meist die einzigen, die nicht krank sind! Sie waren schon seit drei Jahren nicht mehr krank!

Meine kleinste ist jetzt drei Monate alt und gedeiht wie wahnsinnig! Sie wird voll gestillt und wird auch das große Glück haben, nicht geimpft zu werden!

Ich bin so dankbar dafür, drei so gesunde Kinder zu haben! Nichts ist im Leben selbstverständlich. Niemand weiß, ob alles rund läuft und ob sie immer die richtigen Entscheidungen treffen oder ob sie immer so gesund bleiben! Aber mit der Entscheidung nicht zu impfen, haben wir einen wertvollen Grundstein gelegt und ich fühle mich so wohl und sicher mit dieser Entscheidung!"

Liechtenstein

Dank an die Homöopathie

„Unsere Kinder sind mittlerweile aus der meist empfindlichen Kleinkind Phase raus. Unsere älteste Tochter wird 13, die Zweite ist 10 Jahre alt, die dritte Tochter ist 7 Jahre und unser Sohn genau 5 Jahre alt.

Schon während der ersten Schwangerschaft war für uns ganz klar, dass wir gern eine Hausgeburt hätten. Meine Vorgeschichte war leider sehr geprägt von schmerzhaften Erfahrungen im Krankenhaus u.a. wegen einer Hirnhautentzündung als ich drei war. Diese Behandlung führte regelmäßig dazu, dass ich schrie und um mich schlug, weil ich wieder eine Injektion bekam, während ich von mehreren Ärzten und Schwestern dabei festgehalten werden musste. Mein Krankenhaus Trauma war perfekt. Ich wollte nie wieder im Leben eines betreten.

Die einzelnen Schwangerschaften lies ich bei Bedarf homöopathisch oder naturheilkundlich begleiten und auch davor war ich längere Zeit bei einem guten Homöopathen in Behandlung. Dies Alles war sicherlich eine gute Ausgangslage für unseren Kinderwunsch. Alle 4 Kinder sind als Hausgeburten zur Welt gekommen und haben keines der sonst vorgeschriebenen Prophylaxe-Präparate wie z.B. Vitamin K oder D erhalten. Sie wurden vom ersten Tag an voll und sehr lange gestillt. Bei unserem ersten Kind haben wir noch die ersten 5 U-Untersuchungen mitgemacht, was zum Teil ein Drahtseilakt war, da wir anfangs nur die sehr schulmedizinisch orientierten Kinderärzte zur Hand hatten. Ich weiß mittlerweile genau, mit welchen Mitteln und Argumenten viele Ärzte (sogar vor den Kindern) das Impf-Thema und anderes austragen. Mir ging es jedenfalls danach sehr schlecht, obwohl ich in keinster Weise unsicher oder unklar mit meiner Meinung über das Impfen war. Es ist nur schlimm, zu erleben, wie man mit diesem Thema immer wieder zu einer sehr schlechten und verantwortungslosen Mutter degradiert wird. Das ist meist auch der Hebel, an dem sie die Eltern noch in der Praxis umschalten können und dann doch die Impfung verabreichen. Ich blieb eisern und suchte mir kompetente Menschen, die mir bei Fragen oder Problemen die nötige Unterstützung zukommen ließen. In der Regel waren das gute Homöopathen oder sehr aufgeschlossene Kinderärzte.

Meine 4 Kinder sind alle von klein auf homöopathisch konstitutionell und miasmatisch begleitet worden, was sicherlich sehr zu ihrer gesundheitlichen Stabilität beigetragen hat. Keines der Kinder war bisher ernsthaft oder besorgniserregend krank. Ich staune selbst immer wieder, wie stabil diese Kinder sind, wie gut ihr Immunsystem mit Erkältungen und Fieber umgeht und wie gut sie sich alle entwickeln.

Wir Eltern und auch alle Großeltern sind Allergiker, was eine starke Disposition für unsere Kinder darstellt. Jedoch einzig unsere 2. Tochter leidet im Frühjahr/Sommer unter Heuschnupfen und ganz geringen Lebensmittel Allergien. Der Jüngste reagiert hin und wieder mit einem Ausschlag am Rücken, wenn er zu viele Nüsse ist. Wir haben eine große homöopathisch Hausapotheke, die zum Einsatz kommt, wenn wieder einmal Unterstützung gebraucht wird. Zusätzlich gibt es Nasenspray auf Salzbasis, wenn eine Erkältung die Nase verstopft und in seltenen Fällen für die Nacht auch einmal gewöhnliche Kinder-Nasentropfen, wenn nichts mehr hilft. Ein reguläres Schmerzmittel gibt es für meine große Tochter, wenn es sehr selten einmal zu starken Kopfschmerzen kommt. Antibiotika und fiebersenkende Präparate kamen bisher noch nicht zum Einsatz.

Die Windpocken hatten die ersten drei Kinder gleichzeitig und ohne Komplikationen. Ein Puder gegen den Juckreiz mussten wir dann aber doch einsetzten, um besonders bei den beiden großen Mädchen den Juckreiz zu mildern. Im letzten Jahr hatten die drei Mädchen das erste Mal in ihrem Leben gleichzeitig eine Mandelentzündung. Das war ein Drama, haben die Kinder doch keine Erfahrung mit Schmerzen dieser Art. Wir leiteten sofort naturheilkundliche Maßnahmen ein und bei allen stellte sich nach und nach Besserung ein. Da meine Kinder aber mit Schmerzen z.B. beim Schlucken nicht gut umgehen können, gab ich ihnen für diese Zeit ein leichtes Schmerzmittel.

Der klassische Verlauf einer Erkrankung ist bei unseren Kindern wiederholt der Gleiche. Sie reagieren meist spontan mit Müdigkeit und Fieber, das sofort recht hoch sein kann. Sie haben wenig Appetit, stärkeren Durst und ein erhöhtes Ruhebedürfnis. Als sie noch sehr jung waren, schliefen sie während des Fiebers oft stundenlang, wurden zum Trinken wach und schliefen nochmals die ganze Nacht und einen weiteren Tag unter Fieber durch. Wir begleiteten den Prozess in Abstimmung mit unserem Homöopathen und später auch allein mit den entsprechenden homöopathischen Mitteln. Am nächsten Morgen waren unsere Kinder oft wie ausgewechselt. Gestärkt durch den Prozess der Krankheit oder einfach nur wieder versorgt mit neuer Energie starteten sie in den Tag, als wenn nichts gewesen wäre.

Mich haben diese Erfahrungen immer wieder sehr verblüfft. Ich bin froh und dankbar, dass ich es über diese 13 Jahre so positiv erleben durfte und mir ist klar, dass das keine Zufälle sind. Ich sehe die Gründe ganz klar in dem gesunden Immunsystem eines Menschen, der nicht geimpft wurde und in der ganzheitlichen Behandlung bzw. Begleitung von Krankheitsursachen und auch den Symptomen. Mein besonderer Dank geht aber ganz klar an die Homöopathie, mit der ich so manches Wunder miterleben konnte."

England

Reine Geldmacherei

„Als mein Sohn auf die Welt kam, war ich sehr unsicher und fand es schwierig, mich für oder gegen die Impfung zu entscheiden.

Mein Mann war 100% dagegen, aber war auch davon überzeugt, dass es wichtig ist, für mich als Mutter sicher zu sein, dass meine Entscheidung die richtige ist. Er hat mir also seine Meinung gesagt, aber mich nicht unter Druck gesetzt und mir gesagt, dass ich im Endeffekt, die Entscheidung treffen sollte. Ich habe lange überlegt und mich mit vielen Menschen, Freunden, Bekannten und Familie darüber unterhalten. Das hat mich meist noch mehr durcheinander gebracht. Bei vielen bekam ich eine sehr extreme negative Reaktion, die regelrecht Angst einflößend war. Von anderen bekam man ein schlechtes Gewissen eingeredet.

Besonders meine Mutter war sehr schlimm. Sie rief mich fast täglich heulend an, um mich davon zu überzeugen, meinen Sohn impfen zu lassen! Sie war sehr emotional, denn sie war fest davon überzeugt, dass ungeimpfte Kinder geringe Überlebenschancen hätten!

Persönlich war ich der Meinung, dass es rational Sinn macht, sein Kind impfen zu lassen. Schließlich, dachte ich, muss es ja Beweise geben, dass das das Beste ist, sonst würden es doch nicht alle tun. Leider hatte ich aber ein ganz ungutes Gefühl bei der Sache und ich bin auch der Meinung, dass man sein 'Bauchgefühl' nicht ignorieren sollte.

Also fing ich an zu recherchieren. Ich wollte mir sicher sein, dass egal, welche Entscheidung ich traf, diese auf Fakten basierte und nicht nur abhängig von Ideen anderer war.

Also ging ich zu meinem Arzt, um mich von ihm über die Fakten, die für die Impfung sprechen, aufklären zu lassen. Ich habe ein sehr gutes Verhältnis zu meinem Arzt und bin davon überzeugt, dass er ein intelligenter Mensch ist. Er konnte mir leider nur sagen, dass laut der medizinischen Untersuchungen die Impfung wirkt und, dass er seine eigenen Kinder hatte impfen lassen. Auf die Frage, ob es denn statistische Nachweise dafür gäbe, dass die Impfung wirklich vorteilhaft ist, konnte er nicht antworten. Warum viele Kinder trotzdem Krankheiten bekommen gegen die sie geimpft sind, konnte er auch nicht erklären. Zum Thema Nebenwirkungen konnte er mir auch nicht wirklich etwas Befriedigendes sagen.

Auf der Suche im Internet fand ich immer wieder nur den Hinweis, dass es wichtig ist, Kinder impfen zu lassen, weil sonst alle schlimmen Krankheiten wieder ausbrechen würden. Dies fand ich sehr unglaubwürdig, denn ich glaubte, dass durch Hygiene und bessere Ernährung viele der Krankheiten, gegen die wir impfen lassen, sowieso weniger auftreten. Außerdem halte ich es nicht für richtig, Menschen von etwas zu überzeugen, in dem man Ihnen Angst macht. Ich war also nicht überzeugt.

Als nächstes versuchte ich, Fakten gegen das Impfen zu finden. Leider fand ich am Anfang nur sehr extreme Stories über Kinder, die nach dem Impfen sterben oder schlimme Defekte haben und Geschichten von Menschen, die offensichtlich sehr emotional waren. Wie schon eben erwähnt, bin ich immer skeptisch, wenn ich merke, dass jemand versucht, andere mit Angst zu manipulieren. Außerdem waren keine der Geschichten auf Fakten aufgebaut.

Ich gab jedoch nicht auf, denn ich konnte ja so keine Entscheidung treffen. Nach weiterem Suchen fand ich dann die Seite (www.impfschaden.info)! Endlich etwas, was für mich Sinn machte. Statistiken, die nachwiesen, dass die Krankheiten, gegen die wir impfen auch schon vor der Impfeinführung weniger wurden!

Aus eigener Erfahrung war ich sowieso schon überzeugt, dass der menschliche Körper, wenn er stark ist und ein gutes Immunsystem hat, vieles allein bekämpfen kann. Ich wusste, dass man mit gesunder Ernährung, Homöopathie und anderen natürlichen Mitteln viel erreichen kann.

Nach langem Überlegen traf ich dann schließlich die Entscheidung, meinen Sohn nicht impfen zu lassen. Ich bekam zwar viel Kritik, aber auch Unterstützung von anderen. Leider fand ich es danach immer wieder schwer, mit anderen darüber zu sprechen und ging dem Thema erst mal aus dem Weg. Ich war nämlich immer noch manchmal etwas unsicher. Ich blieb jedoch stark und sah meinen Sohn von Woche zu Woche, dann Monat zu Monat und schließlich Jahr zu Jahr grösser und stärker werden und das gab mir natürlich Kraft und bestätigte meine Entscheidung.

Mein Sohn ist jetzt fast 8. Er war noch nie wirklich krank. Ab und zu hat er mal eine Erkältung oder einen Magenvirus. Er bekommt dann einen Tag Fieber und am nächsten Tag ist er wieder gesund! Wir haben ihm noch nie Medizin gegeben. Sein Immunsystem ist so gut, dass er alles, was ihm begegnet selbst und in kürzester Zeit bekämpfen kann. Selbst wenn er Fieber hat, ist er eigentlich immer noch froh und munter. Als in der Schule die Windpocken ausbrachen, hat er auch ein paar Pocken bekommen. Allerdings nicht viele und sie waren schnell wieder verheilt. Laut Bioresonanz Untersuchung hat er einen etwas sensiblen Magen, leichte Unverträglichkeit von Milchprodukten und seine Atemwege sind etwas sensibel. Das beeinflusst ihn allerdings minimal. Er ist sehr groß, sportlich, fit und in der Schule sehr gut. Wenn wir mal beide krank sind, ist er immer viel weniger davon beeinflusst.

In Brighton, UK, wo wir leben, gibt es mittlerweile einige Eltern, die sich gegen die Impfung entscheiden. Mittlerweile habe ich von vielen ähnliche Erfahrungen gehört. Besonders eine Freundin hat mich noch mehr davon überzeugt. Ihre älteste Tochter ist geimpft, aber die jüngeren Kinder nicht. Die Jüngeren werden sehr viel seltener krank!

Ich glaube mittlerweile, dass die Impfungen reine Geld-macherei sind und bin froh, dass ich meinem Kind die Chance gegeben habe, sich ganz normal zu entwickeln."

ANHANG

Umfrage zum Gesundheitszustand ungeimpfter Kinder

Am 29. Dezember 2010 startete www.impfschaden.info und die englische Seite www.vaccineinjury.info eine Umfrage zum Gesundheitszustand von ungeimpften Kindern. Mehr als 18000 Personen haben bis Ende September 2012 teilgenommen, auf der deutschen Seite insgesamt mehr als 5000.

Im Folgenden finden Sie die Auswertung der auf impfschaden.info eingegangenen Fragebögen.

Die Ungeimpften stammen zum größten Teil aus Deutschland, gefolgt Österreich und der Schweiz. Eine genaue Länderverteilung sehen Sie in Graphik 1.

1. Länderverteilung

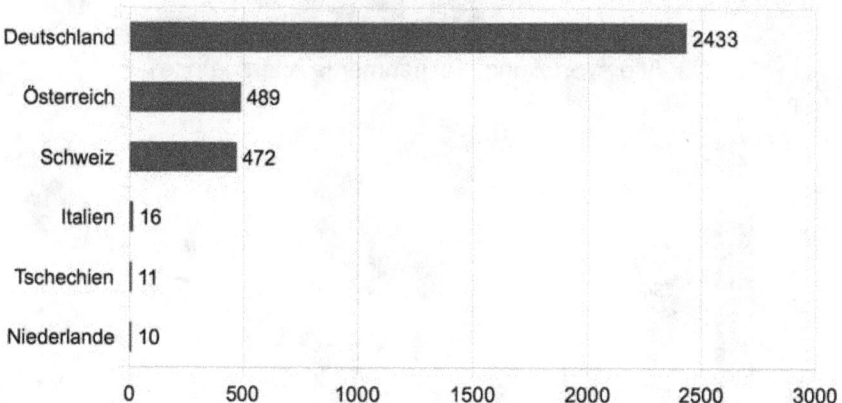

Land	Anzahl
Deutschland	2433
Österreich	489
Schweiz	472
Italien	16
Tschechien	11
Niederlande	10

Alter und Geschlecht

Die Geschlechterverteilung ist sehr ausgewogen (Graphik 2) und die am häufigsten vertretene Altersklasse ist zwischen 0 und 2 Jahren. Die nächst größere Gruppe ist die Altersklasse zwischen 3-4 Jahren, gefolgt von 5-6 Jahren(Graphik 3). Das zeigt, dass in den letzten Jahren immer mehr Familien dazu übergehen, ihre Kinder nicht impfen zu lassen.

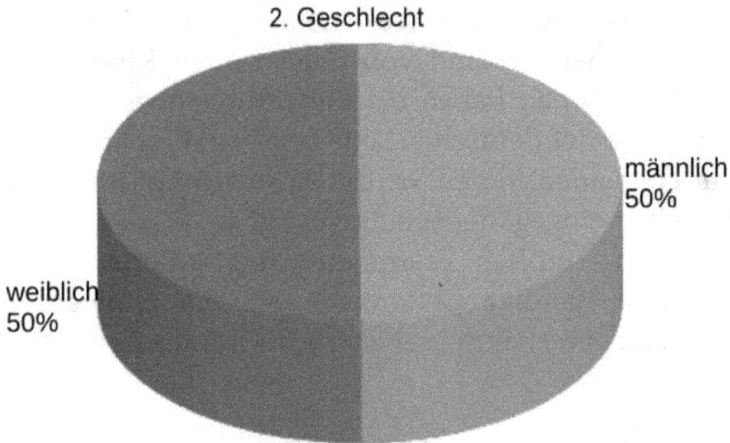

2. Geschlecht

männlich
50%

weiblich
50%

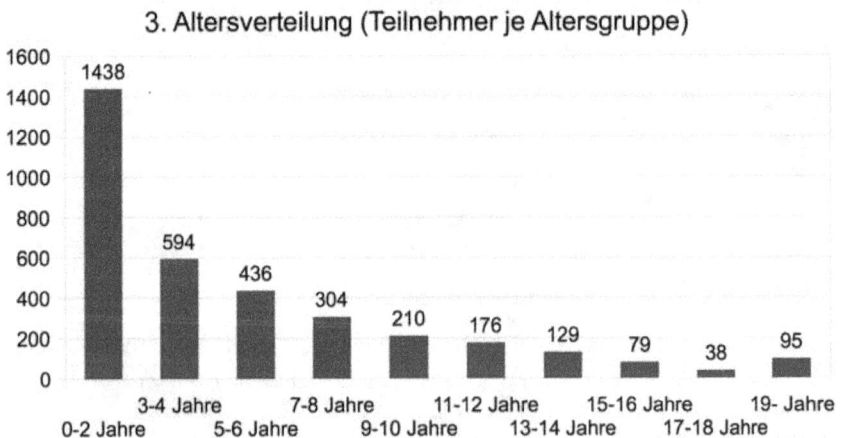

3. Altersverteilung (Teilnehmer je Altersgruppe)

Gestillt?

Die Kinder wurden zum größten Teil länger als 6 Monate gestillt, knapp 20% zwischen 3 und 6 Monate, 7% wurde bis zum dritten Lebensmonat und 6,4% weniger als einen Monat. Nur 3% der Befragten wurden gar nicht gestillt (Graphik 4).

4. Stilldauer

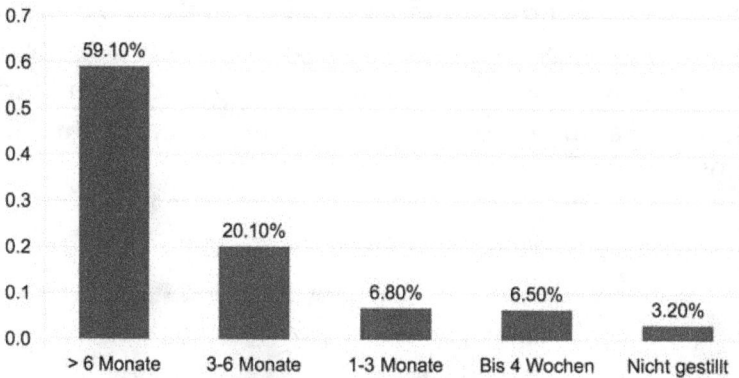

Bevorzugte Behandlungsmethode

Die Eltern gaben an, dass ihre bevorzugte Behandlungsmethode Homöopathie und Naturheilkunde ist. Nur ca. 6% zogen die Schulmedizin vor. In der Rubrik sonstige Behandlungsmethode war die häufigste Behandlungsmethode Einnahme von Nahrungsergänzungsmitteln (Graphik 5).

5. Bevorzugte Behandlungsmethode

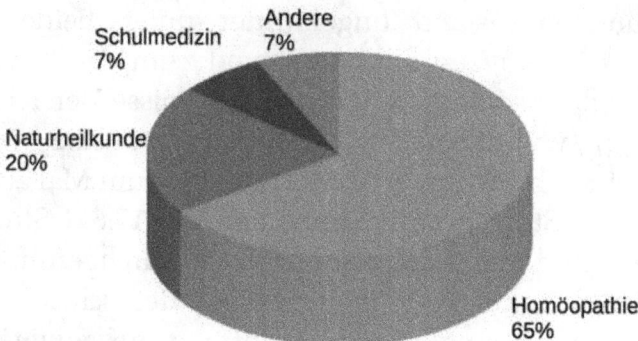

Gründe für das Nicht-Impfen

Mehr als 99% der Eltern sind mit ihrer Entscheidung, nicht zu impfen zufrieden. Die Gründe, warum Kinder nicht geimpft wurden, sind allen voran eine gründliche Auseinandersetzung mit dem Impfthema (Graphik 6). D.h. die Entscheidung, nicht zu impfen wurde meist nach reichlicher Überlegung getroffen und war nicht begründet in Unwissenheit oder aufgrund einer Zugehörigkeit zu einer bestimmten Gruppe (was häufig angeführt wird). Mehr als 20% der Befragten gaben an, dass sie aufgrund einer Impfreaktion im Familien oder Bekanntenkreis, nicht mehr impfen würden.

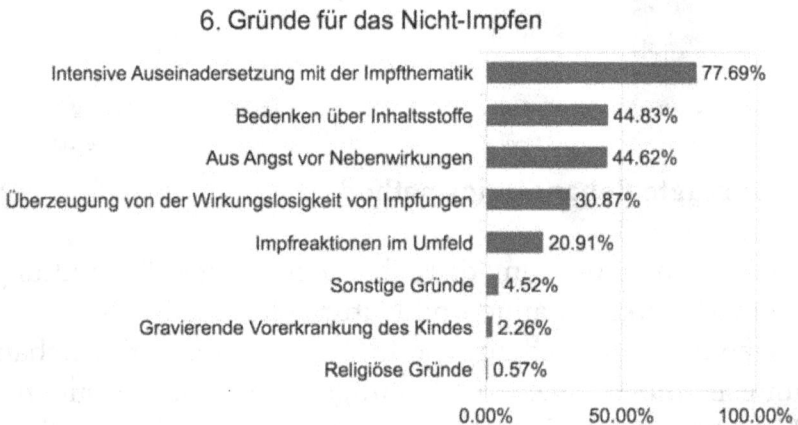

6. Gründe für das Nicht-Impfen

Intensive Auseinadersetzung mit der Impfthematik	77.69%
Bedenken über Inhaltsstoffe	44.83%
Aus Angst vor Nebenwirkungen	44.62%
Überzeugung von der Wirkungslosigkeit von Impfungen	30.87%
Impfreaktionen im Umfeld	20.91%
Sonstige Gründe	4.52%
Gravierende Vorerkrankung des Kindes	2.26%
Religiöse Gründe	0.57%

0.00%   50.00%   100.00%

Gesundheitszustand ungeimpfter Kinder

Der Gesundheitszustand ungeimpfter unterscheidet sich ganz erheblich vom Gesundheitszustand geimpfter Kinder.

Als Vergleichsdaten dienen die Ergebnisse der KIGGS-Studie(http://www.kiggs.de). Die KIGGS-Studie wurde vom Robert Koch-Institut vom Mai 2003 bis zum Mai 2006 in insgesamt 167 Städten und Gemeinden mit 17.641 Studienteilnehmern und Studienteilnehmerinnen durchgeführt, um Informationen zum Gesundheitszustand deutscher Kinder zu bekommen. Wenngleich die Umfrage auf www.impfschaden.info nicht direkt mit der KIGGS Studie vergleichbar ist, sieht man doch Unterschiede bei allen abgefragten Erkrankungen (Graphik 7).

7. Vergleich Geimpfte - Ungeimpfte

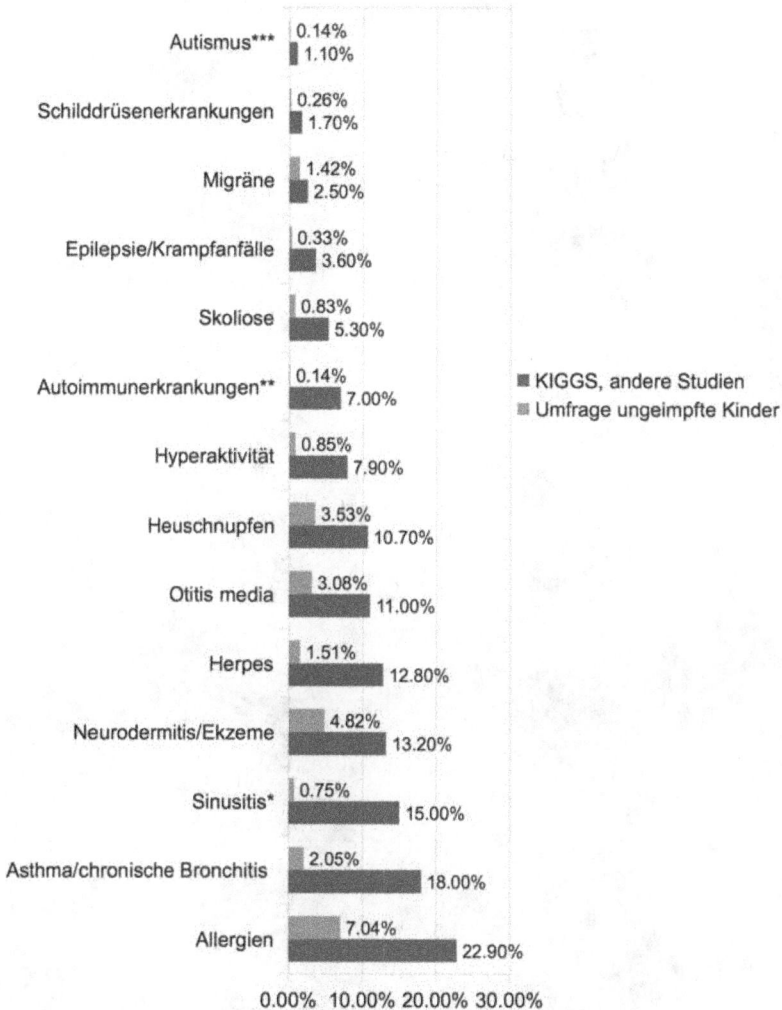

Erkrankung	KIGGS, andere Studien	Umfrage ungeimpfte Kinder
Autismus***	0.14%	1.10%
Schilddrüsenerkrankungen	0.26%	1.70%
Migräne	1.42%	2.50%
Epilepsie/Krampfanfälle	0.33%	3.60%
Skoliose	0.83%	5.30%
Autoimmunerkrankungen**	0.14%	7.00%
Hyperaktivität	0.85%	7.90%
Heuschnupfen	3.53%	10.70%
Otitis media	3.08%	11.00%
Herpes	1.51%	12.80%
Neurodermitis/Ekzeme	4.82%	13.20%
Sinusitis*	0.75%	15.00%
Asthma/chronische Bronchitis	2.05%	18.00%
Allergien	7.04%	22.90%

0.00% 10.00% 20.00% 30.00%

* http://thorax.bmj.com/content/55/suppl_2/S20.full.pdf

** National Institutes of Health

***Jon Baio, Prevalence of Autism Spectrum Disorders — Autism and Developmental Disabilities Monitoring Network, 14 Sites, United States, 2008, March 30, 2012 / 61(SS03);1-19

Für weitere Auswertungen besuchen Sie bitte die Webseiten www.impfschaden.info oder www.vaccineinjury.info.

Weitere Ausgaben

Andreas Bachmair

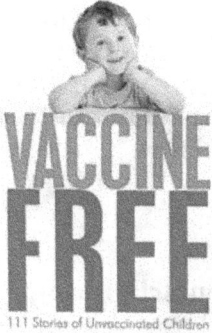

Vaccine Free
111 Stories of Unvaccinated
Children

22. November 2012

Andreas Bachmair
Traduction et adaptation française Dr Françoise Berthoud

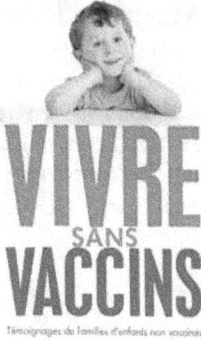

Vivre sans vaccins
Témoignages de familles
d'enfants non vaccinés

23.April 2013

Andreas Bachmair

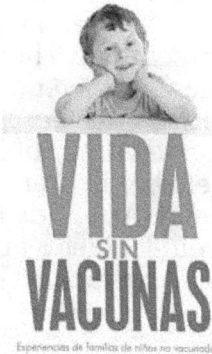

Vida sin vacunas
Experiencias de familias de
niños no vacunados

29.November 2013

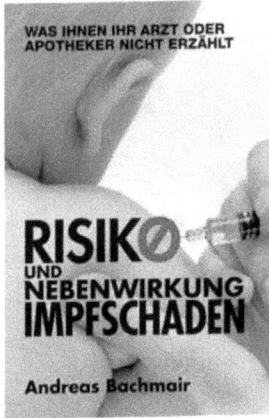

Risiko und Nebenwirkung Impfschaden:
Was Ihnen Ihr Arzt oder
Apotheker nicht
erzaehlt

„Dem Buch wünsche ich eine breite Leserschaft, da hier ein „echter" Einblick in die Welt der Impfkomplikationen geboten wird, der vor einer anstehenden Entscheidung von größter Bedeutung ist."
Dr. Klaus Hartmann

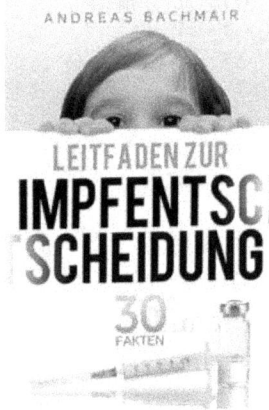

Leitfaden zur Impfentscheidung:
30 Fakten

Leitfaden zur Impfentscheidung bietet Ihnen eine kritische Auseinandersetzung mit wichtigen Fakten zum Thema Impfen und soll Sie bei Ihrer individuellen Entscheidung unterstützen. Das Buch ist bewusst kurz gehalten und ermöglicht Ihnen, in wenigen Stunden einen guten Überblick über die Impfthematik zu bekommen.

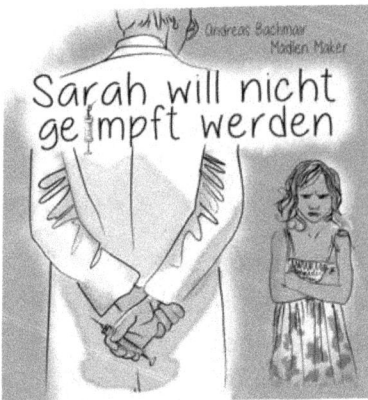

Sarah will nicht geimpft werden
Das erste impfkritische Kinderbuch

Das Buch soll Kinder dazu anregen, ihren Eltern Fragen zum Thema Impfen zu stellen. Es bietet dazu viel Gelegenheit, da die Geschichte wichtige Probleme von Impfungen anspricht, dabei aber immer kindgerecht bleibt. Am Ende des Buches gibt es ein kleines Kapitel über Masern, welches auch Thema des Buches ist.